Schwabe reflexe

Band 60

Joachim Küchenhoff

Verständigung und Selbstfindung

Psychoanalytisch-philosophische Gedankengänge

Schwabe Verlag

Gedruckt mit Unterstützung der Berta Hess-Cohn Stiftung, Basel.

MIX
Papier aus verantwortungsvollen Quellen
FSC® C083411

Bibliografische Information der Deutschen Nationalbibliothek
Die Deutsche Nationalbibliothek verzeichnet diese Publikation in der Deutschen Nationalbibliografie; detaillierte bibliografische Daten sind im Internet über http://dnb.dnb.de abrufbar.

Umschlaggestaltung: icona basel gmbh, Basel
Layout: icona basel gmbh, Basel
Satz: 3w+p, Rimpar
Druck: CPI books GmbH, Leck
Printed in Germany
ISBN Printausgabe 978-3-7965-3977-0
ISBN eBook (PDF) 978-3-7965-4018-9
DOI 10.24894/978-3-7965-4018-9
Das eBook ist seitenidentisch mit der gedruckten Ausgabe und erlaubt Volltextsuche. Zudem sind Inhaltsverzeichnis und Überschriften verlinkt.

rights@schwabe.ch
www.schwabeverlag.ch

Für Jürg Honegger

In bleibender Verständigung

Inhalt

Einleitung

Für den Menschen ist die Fähigkeit, zu sprechen und Sprache zu nutzen, ein Privileg und eine wesentliche Eigenschaft die es ihm erlaubt, sich abzugrenzen von den anderen Lebewesen, und die ihn sogar definiert: Der Philosoph Charles Taylor hat von dem Menschen als dem «sprachbegabten Tier»[1] gesprochen. Die Fähigkeit, sich sprachlich auszudrücken, befreit von der Eingebundenheit in die momentan verfügbare Umgebung und in die aktuelle Gegenwart, ermöglicht es, das Gegebene zu verneinen und infrage zu stellen. Durch die Sprache kann ich meiner selbst innewerden, mir ein Bild von mir selbst entwerfen und mir meine Gefühle und Stimmungen vorstellen. Vor allem aber dient die Sprache dem Gespräch, der Verständigung mit Anderen: Durch die Sprache kann ich den Anderen ansprechen, mich ausdrücken, mich angesprochen fühlen. Wohl kein anderer Satz deutscher Sprache fasst diesen Sachverhalt besser zusammen als die bekannte Aussage aus Friedrich Hölderlins Gedicht «Friedensfeier» aus dem Jahre 1801, die in ihrem prägnantesten Teil in den Titel dieses Buchs übernommen worden ist:

> Viel hat von Morgen an,
> seit ein Gespräch wir sind und hören voneinander,
> erfahren der Mensch. (Hölderlin)

Intersubjektive Kommunikation bildet die Erfahrungsgrundlage des Menschen von Anfang, «von Morgen», an. Sie ist uns nicht äußerlich, sondern macht uns aus: Wir *sind* das Gespräch, wir führen es nicht bloß, es führt uns umgekehrt auch, es prägt und bildet den Einzelnen und erlaubt ihm, durch Erfahrung zu lernen.

Sprache ist mehr als der lautliche Ausdruck des geschriebenen Wortes. Zur Wortsprache tritt die Sprache der Gesten und der leiblichen Verständigung, des Sich-aufeinander-Einstellens hinzu. Das in Worten geäußerte Gespräch wird durch die Sprechakte, in denen es realisiert wird, angefangen mit der Intonation, durch das, was «mitschwingt», kommentiert, verstärkt oder widerlegt. Repräsentiert werden Erfahrungen nicht nur in Worten, sondern auch in den Zeichen, die intralinguistisch sind, vor oder nach oder außerhalb der sprachlichen Symbolisierung Botschaften an den Anderen senden, die beileibe nicht immer intendiert und gewollt sind.

Wenn dieser Zusammenhang berücksichtigt wird, kommt dem «voneinander Hören» eine neue, gewandelte Bedeutung zu. Wir hören auf die Worte, aber wir verständigen uns «immer schon», bevor wir darüber nachdenken und es reflektieren, mit unserem leiblichen Gespräch der Gesten, der Mimik, des spontanen Verhaltens. Dass es möglich ist, in irgendeiner Weise Worte zu finden für das, was mitschwingt, dass mit Worten zumindest ein Ausdruck gesucht wird für das, was dem Einzelnen widerfährt und was ihn beschäftigt, dass Gefühle in den Worten, die wir benützen, sich abbilden und klären können, auf all das hoffen wir, damit rechnen wir.

Ein Gespräch sein und hören können voneinander – sich selbst verstehen zu können, sich ausdrücken zu können und vom anderen Menschen etwas aufnehmen und verstehen zu können: Es sind Möglichkeiten, über die wir nicht ohne Weiteres und nicht in allen Bereichen unseres Denkens und Fühlens verfügen. Sie können behindert, verschüttet und fast verloren sein. Sie immer neu wiederzubeleben und zu erweitern, ist eine Aufgabe der Lebensführung für jeden Menschen. Oder sollten wir nicht besser sagen: für jeden Menschen im Zusammensein mit seinen Mitmenschen? Denn nur im Zusammensein mit anderen und nicht allein kann sich der Einzelne, weil er ja ein Gespräch ist, weil er in kommunikative Zusammenhänge eingelassen ist, entwickeln. Freud hatte schon früh festgestellt: «Am Nebenmenschen lernt der Mensch erkennen»[2].

In schweren psychischen Krisen oder nach eingreifenden und traumatisierenden Erschütterungen werden die Möglichkeiten des eigenen Denkens und des Austausches mit anderen blockiert und der eigenen Verfügung entzogen. Und doch bleiben Wege offen, um Erfahrungen zu repräsentieren und sie mitzuteilen, Wege, die zunächst nicht als solche verstanden werden, weder von dem Menschen, der selbst eine Psychose durchlebt oder nach einem Trauma verstummt, noch von den Menschen der Umgebung, die nur Leiden, abweichendes Verhalten, Unzugänglichkeit erleben. Dann ist als «Nebenmensch» der Therapeut gefragt, die Therapeutin, die sich einbringt, um dem Leidenden eine Möglichkeit zu bieten, wieder das Erkennen zu lernen, in den Worten Freuds.

Wie das geschehen kann, darauf wird der erste Teil des Buchs, «Die Worte (wieder) finden», einige Antworten geben. Im ersten Kapitel, «Bedrohung und Rettung seelischer Repräsentation», wird das oben nur kurz angesprochene Verständnis von Sprache vertieft und dargestellt, wie groß der Umfang dessen ist, was seelisch in irgendeiner Weise repräsentiert ist, auch wenn es sich nicht in der Sprache der Worte ausdrücken lässt. Psychische Erkrankungen lassen sich darin unterscheiden, wie die innere Wirklichkeit, die Welt der inneren Repräsentationen gestaltet oder eingeengt wird – und immer, das ist die Grundannahme meines psychoanalytischen Ansatzes, werden sich dafür Gründe finden lassen, die auf den Sinn oder den Zweck des scheinbaren Defizits hinweisen. Damit der Therapeut oder die Therapeutin als Nebenmensch Erfahrungen des Patienten wieder in dessen eigene Verfügung bringen kann, dazu muss er selbst über ein Hörvermögen und eine Sprache verfügen, die es erlauben, den Sinnbezug und die Finalität des Leidens zu sehen und sie anzusprechen, sodass der Patient sich in den Worten des Therapeuten wiederfindet.

Im zweiten Kapitel, «Die Eröffnung von Sprachräumen», wird zunächst ein Gedicht von Paul Celan vorgestellt und nachgezeichnet, wie sich der Leser des Gedichtes seinem Gehalt, seiner Botschaft annähern kann. Die Schritte des Zugangs zum Gedicht werden dann als Wegleitung für die Haltung des Therapeuten in der Psychosenpsychotherapie genutzt. Es werden einige Merkmale der psychoanalytischen Haltung gegenüber psychotischen Erlebnisformen dargestellt und an einigen Stellen kurz klinisch beleuchtet. Zu diesen Merkmalen gehört eine erweiterte Aufmerksamkeit auf die «Prosodie», auf das, was vonseiten des psychotisch erlebenden Menschen an den Therapeuten herangetragen wird, dann die Rêverie, die spezifische Höreinstellung des Therapeuten im Gespräch. Der Therapeut muss ein guter Archivar aller Äußerungen des Patienten sein, auch solcher, die sich ihm nicht gleich erschließen. Respekt und Engagement, Wahren der eigenen Welt des Patienten und engagiertes Zugehen auf ihn müssen in eine Balance zueinander kommen. Auch das, was negativ und destruktiv erscheint, wird auf seinen Sinn und Zweck hin befragt.

Wie der Titel des dritten Kapitels schon ankündigt, wird in ihm das Trauma in seinem Verhältnis zu psychischer Repräsentation erkundet: «Sprache des Traumas, Trauma der Sprache». Zum einen wird beschrieben, wie traumatische Erfahrungen die Sprache im weitesten Sinn, das Denken, die Verfügung über die eigenen Gedanken und Intentionen verändern und beeinträchtigen. Das ist das Trauma, das sich auf die Sprache auswirkt, das Trauma der Sprache. Zugleich aber wird betont, dass es gleichwohl eine Sprache des Traumas gibt. Wir können Traumatisierungen erkennen, weil sie sich anzeigen, sich ausdrücken, und wir können an ihnen arbeiten. Traumatische Erfahrungen sind daher zwar unter Umständen ohne einen semantischen Gehalt, aber nicht ohne Repräsentation. Die Rede von nicht repräsentierten psychischen Erfahrungen greift zu kurz. Wir müssen freilich den Horizont erweitern und nicht nur mit einem dritten Ohr hören, also dem Hörgerät, das seit Theodor Reik ins Unbewusste hineinzuhören erlaubt, sondern gleichsam mit einem vierten Ohr, das es uns erlaubt, in den Bereich der Negativität vorzudringen, mit einem vierten Ohr, das auf das zu hören erlaubt, das nicht mehr aus Tönen besteht, sondern aus Schweigen, aus Stille, aus der Abwesenheit eines Lautes, mit anderen Worten: das auch die Abschottung und sogar die Zerstörung von Erfahrung als Darstellung, als Repräsentation versteht und das Repräsentation nicht mehr auf den Einzelnen beschränkt, sondern als intersubjektiven Prozess ernst nimmt.

Wenn die eigenen Worte verloren zu gehen drohen, dann hilft die Begegnung mit dem anderen, der in der Therapie der Therapeut oder die Therapeutin ist, um sich selbst wiederzufinden. Der Andere ist nicht allein als Informations- und Gedankengeber, sondern in erster Linie und vor allem als der emotional bedeutsame Beziehungspartner wichtig. Ihm gelten, im Kontakt mit ihm bilden sich die Gefühle, die das eigene Leben bestimmen. Daher richtet sich der zweite Teil des Buchs auf den Anderen («Den Anderen (wieder) finden»). Im vierten Kapitel wird eine grundlegende Gefühlshaltung dem Anderen gegenüber untersucht, das Vertrauen («Vertrauen: eine Grundkategorie in Beziehungen»). So wichtig das Vertrauen in den Anderen ist, so wenig selbstverständlich lässt es sich voraussetzen. Vertrauen ist nicht gegeben, sondern aufgegeben. Vertrauen muss in Beziehungen immer wieder hergestellt oder erarbeitet werden. Es ist ein Geschenk, das sich Beziehungspartner wechselseitig machen. Es lässt sich nicht absichern, aber durch das Nachdenken über seine Infragestellung immer neu bestätigen. Vertrauen lässt dem Anderen, dem vertraut wird, Freiheit. Dadurch wird Vertrauen kreativ.

Was soeben als Infragestellung bezeichnet wurde, stellt sich emotional dar als Unterbrechung der Übereinstimmung, als ein Wechsel von Resonanz zu Dissonanz. Dieser Wechsel kann produktiv oder innovativ wirksam werden Die Voraussetzungen dafür sind zu untersuchen. Produktive Resonanz, die mit neuer Erfahrung und Erkenntnis verbunden ist, stellt sich oft überhaupt erst ein über einen Umweg, und der ist von Dissonanz, das heißt von mangelnder Übereinstimmung, oder aber von der Dekonstruktion eingespielter und unproduktiver Konsonanz bestimmt. Mutative Resonanz entsteht aus einer Negativität heraus, die mit der Bearbeitung von Dissonanz und der Kritik an schlechter Konsonanz einhergeht. Zugleich folgt die Resonanzerfahrung einer zeitlichen Dynamik. Resonanz in der Psychoanalyse bedeutet nicht überdauernde und statisch fixierte Übereinstimmung, sondern punktuell hergestellte Gemeinsamkeit, die ein Ereignis im Rahmen eines Gegenwartsmomentes darstellt, zu einem besonderen Kairós, einem Augenblick der geteilten Erkenntnis, der geteilten Betroffenheit, der geteilten Trauer. Der Kairós ist der geeignete Moment, an dem eine Interpretation bzw. Deutung überhaupt therapeutisch wirksam werden kann («Dissonanz, Konsonanz, Resonanz im Rahmen einer negativen Hermeneutik der Psychoanalyse»).

Der dritte Teil, «Die Zukunft (wieder) finden», fügt zu den Betrachtungen, die sich bisher dem Wiederfinden der Sprache und des Anderen in der Beziehung gewidmet haben, die Dimension der Zeit hinzu. In dem Hölderlin-Zitat ist sie bereits im Wort «seit» enthalten: «Seit ein Gespräch wir sind und hören voneinander». Wie sich das Vergangene und das Gegenwärtige miteinander verschränken, und zwar so, dass das Vergangene sich in die Gegenwart, auch ohne Wissen der Person, hinein verwebt und es unter Umständen hemmt und blockiert, sodass die Zukunft nicht ohne Weiteres offen ist, das alles sind Fragen, die als die Urfragen der Psychoanalyse gelten können. Im sechsten Kapitel, «Das unerledigte Vergangene», wird die Unabgegoltenheit des Vergangenen, das als Vergangenes erst erkannt werden muss, untersucht. Zunächst werden die Gründe, warum Erfahrungen nicht als vergangene erinnert werden können, dargestellt und ein Zuviel an Erinnerung von einem Zuwenig an Erinnerung unterschieden. Diese Unterscheidung führt zu einer nächsten, nämlich der nach den Inhalten der fortwirkenden, unerledigten Vergangenheit, die in traumatischen Wirkungen, die andauern, aber auch in unerledigten Erwartungshorizonten begründet sein können. Zu fragen wird aber weiter sein, wer überhaupt das Subjekt der Erwartungen ist – in einer intersubjektiven, insbesondere einer transgenerationellen Perspektive wird die triviale Antwort auf diese Frage, nämlich dass es das erinnernde oder in der Erinnerung gehemmte Subjekt ist, nachhaltig erschüttert, wenn wir zulassen, dass unabgegoltene Erfahrungen auch zwischen Menschen und Generationen zirkulieren können. Zurückkehrend zur subjektiven Seite des Erlebens, wird abschließend geklärt, wie wir uns die psychischen Orte, um eine Raummetapher zu benutzen, vorstellen können, an denen die unerledigten Erfahrungen deponiert werden. Nun geht es in der Psychoanalyse nicht nur um Erkenntnis, sondern immer auch um Therapie – dieser therapeutische Umgang mit dem unabgegoltenen Vergangenen wird daher in dem letzten Teil dieses Kapitels dargestellt.

Um sich einer offenen Erwartung auf die Zukunft stellen zu können, um einen Neubeginn vorzubereiten oder zulassen zu können, ist das Abschiednehmen, vor allem der Abschied von Menschen, die aus irgendeinem Grund einem verloren gegangen sind, und die produktive Wendung einer Übergangszeit entscheidend. Thema des siebten Kapitels ist daher der Übergang von einem Abschied im weitesten Sinne, der Trennungen, Verluste und weitere vergleichbare Erfahrungen enthält, zu einem Neubeginn, der die Zukunft wieder eröffnet («Im Übergang: Abschied nehmen und neu beginnen»). Die drei Dimensionen Abschied, Übergang, Neubeginn werden dabei unter einer Zeitperspektive betrachtet. Im ersten Teil wird die große Schwierigkeit, einen Abschied psychisch zu vollziehen und in der Zeit zu beenden, untersucht. Im zweiten Teil wird nach den zeitlichen Charakteristika des Übergangs zwischen Abschied und Neubeginn gefragt, und zwar zum einen danach, wie lang ein Übergang sein kann oder muss, sodass er nach einem Abschied zu einem Neubeginn führen kann, zum anderen, ob das zeitliche Verhältnis von Abschied, Übergang und Neubeginn als statisches oder dynamisch oszillierendes Geschehen verstanden werden muss. In einem dritten Teil wird die Zeitstruktur des Neubeginns untersucht.

Das achte Kapitel, «Loslassen und Bewahren: Erfahrungen in Zwischenräumen», beschäftigt sich mit der Kreativität aus psychoanalytischer Sicht. Kreativität kann gerade deshalb als eine Krise beschrieben werden, da zum kreativen Prozess notwendig das Loslassen, das Überschreiten und Verabschieden gehören. Die individuellen Voraussetzungen für die produktive Nutzung dieser Krise lassen sich in vielen Erfahrungsbereichen auffinden, in der Leiberfahrung, in der Imagination, in einem besonderen Zeiterleben und schließlich in der Kraft des Negativen. Neben den individuellen Voraussetzungen sind aber die Beziehungsvoraussetzungen entscheidend, die es erlauben, die Krisen der Kreativität produktiv werden zu lassen, indem das der Kreativität inhärente Element des Loslassens durch ein bewahrendes Beziehungselement ausbalanciert wird. Dabei geht es insbesondere um das immer neu auszuhandelnde Verhältnis von Bezogensein und Alleinsein. Kreativität wird in diesem Kapitel immer neu auf die therapeutische Situation vornehmlich in der Psychoanalyse, aber auch in der psychiatrischen Praxis bezogen.

Im letzten und vierten Teil des Buchs, «Sein Leben führen», wird das Thema der Lebensführung zugespitzt zu der «Frage nach dem guten Leben», die die Philosophie seit ihren Anfängen umtreibt. Zu klären ist, was ein gutes, ein gelungenes, ein glückliches Leben sein kann und was die Psychotherapie zu ihm beitragen kann. Anhand von Beispielen aus Therapie, Literatur und Film lassen sich Kriterien dafür beschreiben. Das Ergebnis lässt sich so zusammenfassen: Zu einem gelingenden Leben gehören Selbstbestimmung (Autonomie), Selbstverständigung unter Einbezug der lebensgeschichtlichen Bildung, die Lebensführung als aktiv gestaltendes Handeln in Projekten und schließlich die Fähigkeit, mit dem Anderen zu leben und ihn oder sie zugleich in seiner Andersheit zu akzeptieren. Psychotherapie kann dazu ihren Beitrag leisten, zugleich müssen die das Leben treffenden Widerfahrnisse betrachtet werden. Krankheit kann das gute Leben infrage stellen, aber sie kann es umgekehrt auch fördern. Auch Psychotherapeuten und Psychotherapeutinnen, die sich gemeinsam mit ihren Patientinnen und Patienten auf die Suche nach den Voraussetzungen für ein gelingendes Leben machen, müssen die äußeren Lebensumstände reflektieren, um im Blick zu behalten, welche Spielräume an Autonomie, die unverzichtbar für das gelungene Leben sind, auch in den veränderten sozialen Lebenswelten zur Verfügung stehen. Therapien berücksichtigen nicht nur die Blockaden gegen die innere Selbstständigkeit, sondern auch die gesellschaftlichen und politischen Zusammenhänge.

Erster Teil: Die Worte (wieder) finden

Bedrohung und Rettung seelischer Repräsentation

Einleitung

Die zweite Zeile des Gedichtes «Mnemosyne» von Friedrich Hölderlin in seiner zweiten Fassung lautet:

> Ein Zeichen sind wir, deutungslos,
> schmerzlos sind wir, und haben fast
> die Sprache in der Fremde verloren.

Wen meint das «wir» in diesen eindrucksvollen Zeilen? Erst einmal doch die Menschen, die schwer seelisch belastet in unsere Behandlung kommen. Sie waren deutungslos, obgleich sie Zeichen aussenden, ja sogar Zeichen *sind*, mit ihrer Existenz, mit ihrer Erlebens- und Lebensform zu Zeichen werden, wenn sie nicht mehr intentional kommunizieren können. Was ihnen fehlte, ist das Verständnis der Anderen, deren deutende Worte und die von den Anderen zur Verfügung gestellten Erlebnisräume, um Schmerzen zu empfinden, Affekte zuzulassen. Sie haben die Sprache in der Fremde des Anderen verloren, aber – und darum wird es mir gehen – nicht vollständig, sondern nur fast, wie es im Gedicht mit gutem Grund heißt. Zu schnell wird, und dagegen werde ich mich wenden, die Unfähigkeit zur psychischen Repräsentation als Merkmal schwerer psychischer, namentlich schizophren-psychotischer oder psychosomatischer

Erlebensformen angenommen. Verloren ist die Sprache aber dann und nur dann, wenn wir als Therapeutinnen und Therapeuten in der Fremde bleiben und die Zeichen nicht mehr deuten, sondern einem Defekt zuschreiben, oder indem wir die Zeichen, die manche Menschen leben, nicht mehr als Sprache verstehen, weil wir einem reduzierten Sprachbegriff folgen, der selbst den Sprachverlust erzeugt, den er dann bei den Patienten als Sachverhalt festmacht.

Aber machen wir es uns nicht zu einfach mit dem Gedicht, indem wir es zu rasch auf der Seite seelischen Leidens verorten und dadurch vereinseitigen. Das «wir» betrifft uns alle, beschreibt nicht nur Leiden in der Form von Krankheiten, sondern darüber hinaus das pathische Element, das dem Leben überhaupt eingeschrieben ist. Dadurch, dass die Sprache uns vorausgeht, präexistiert, und wir in die Sprache eintreten, die wir uns nie vollständig zu eigen machen können, bleibt sie uns fremd und sind wir in der Sprache entfremdet. Sie ist nie mehr die von Walter Benjamin beschworene adamitische Ursprache, in der Zeichen und Bezeichnetes noch eins waren. Wir sind Zeichen auch in dem Sinn, dass wir bezeichnet werden, bevor wir nur irgendetwas äußern können. Lacan hat darauf hingewiesen:

> Symbole hüllen das Leben des Menschen so vollständig ein in ihr Netz, daß sie, noch bevor er auf die Welt kommt, diejenigen zusammenführen, die ihn aus ‹Knochen und aus Fleisch› zeugen.[3]

Die Worte der Anderen, die ihre Wirkung immer neu, schon mit der Namensgebung, entfalten, transportieren ihre von Jean Laplanche so gut beschriebenen «rätselhaften Botschaften», die bewirken, dass die eigene Sprache an den Anderen ausgeliefert ist, dass sich sein Begehren in die eigene Erlebniswelt einnistet und diese von vornherein entfremdet.[4]

Wir sind daher von den Menschen, die wir behandeln, auch wenn sie psychotisch oder psychosomatisch erleben, nicht so weit entfernt, wie wir oft denken. Die vermeintliche, in der Psychiatrie immer wieder hochgehaltene Nicht-Einfühlbarkeit psychotischen Leidens verdankt sich einer grundlegenden Abwehr, die dazu führt, dass wir in dem hölderlinschen «wir» uns nicht auch selbst erkennen. Zu billig allerdings wäre es, würden Psychoanalytiker*innen sich ausnehmen: Die Objektivierung psychischen Leidens und seine pathologisierende Einordnung finden wir auch in psychoanalytischen Konzepten wieder. Der psychopathologische Blick auf den Kranken ist freilich nicht an und für sich verkehrt. Er ist dort notwendig und richtig, wo es darum geht, die massiven Einschränkungen und Behinderungen beschreibend zu erfassen oder scheiternde Begegnungen im Vorfeld der Krankheit ernst zu nehmen. Er wird dort falsch, wo bloß noch Defizite und Unfähigkeiten gesehen und Symptome nicht als Äußerungsformen gelesen werden und der Deutung nicht nur der Gedanken, sondern auch des Schmerzes kein Raum mehr gelassen wird.

Zwanglos ergibt sich aus diesen Vorbemerkungen die Gliederung des Kapitels in zwei Teile. Den ersten (1) nenne ich Systematik, den zweiten (2) Praxis. Im ersten ausführlicheren will ich zunächst (1.1) in kurzen Worten darzulegen versuchen, welche Konzeption von Sprache, ich sage im Folgenden auch: seelischer Repräsentationsmöglichkeit, meine Überlegungen leitet, um dann (1.2) psychische Krankheit unter dem Gesichtspunkt der Abwehr von Repräsentation oder des Umgangs mit Repräsentation zu ordnen. Im zweiten Teil, «Praxis» (2), will ich daraus anhand kurzer klinischer Vignetten Schlussfolgerungen für die therapeutische Praxis ziehen.

1 Systematik

1.1 Repräsentation und Sprache

In der philosophischen Anthropologie wird der Mensch als ein sprachbegabtes Wesen, «zōon lógon échon»[5] oder als ein «animal symbolicum»[6] aufgefasst. Charles Taylor spricht in seinem neuesten großen Werk über die Sprache ebenso vom Menschen als dem «sprachbegabten Tier»[7]. Sprachfähigkeit schafft eine einzigartige positive Kompetenz, und diese besteht – so Taylor – nicht bloß im Kodieren und Weitergeben von Informationen, obgleich beides für die Entwicklung menschlicher Kulturen entscheidend ist. Darüber hinaus konstruiert oder konstituiert die Sprache Wirklichkeiten, sie schafft neue Ausdrucksformen und Bedeutungen und bindet uns in zwischenmenschliche Verhältnisse ein. Diese Konstitutionsprozesse werden nicht nur durch Worte vermittelt, sondern auch enaktiv, d. h. handelnd, umgesetzt – mir liegt die Formulierung «inszeniert» näher – oder musikalisch oder künstlerisch dargestellt; Taylor spricht von Portrayals, in der deutschen Übersetzung steht dafür das etwas unglücklich gewählte Wort «Schilderungen». Sprachfähigkeit ist demnach nach Taylor nicht nur ein geistiges Vermögen.

Sprache

> wird verkörpert – durch enaktiv umgesetzte Bedeutungen, künstlerische ‹Schilderungen›, Metaphern, die sich auf verkörperte Erfahrung stützen, sowie gebärdenhaft abbildende Schilderungen, die mit der Alltagssprache einhergehen, ganz zu schweigen von der Allgegenwart der ‹körpersprachlichen› Verhaltensweisen – dem Tonfall, dem Nachdruck, der expressiven Gestik, der intimen oder distanzierten Körperhaltung.[8]

Sprache überbrückt den Gegensatz von Körper und Geist, aber auch den von Monolog und Dialog, denn Sprache gründet in und mündet in Kommunikation und schafft Verbindungen.

Halten wir fest: Zur Sprachfähigkeit gehören enaktive, also handlungsbezogene Inszenierungen, kreative Darstellungen diesseits der Worte, Körpererfahrungen, intersubjektiv ausgetauschte Handlungsweisen. Die Sprache ist Ansprache, der Andere muss immer, wenn es um Sprache geht, in irgendeiner Weise mitgedacht werden. Weil die Vermögen, die zur Sprache gehören, sich ergänzen, ablösen, vertreten können – so meine über Taylor hinausgehende Überlegung –, gehört notwendig auch die Zeit zur Ausdruckskraft der Sprache. Sprache als Sprechen und Gespräch ist Prozess. Die Enaktivität oder Inszenierung weist darauf hin: Das Enactment entwickelt sich in der Zeit, nicht in einem Tableau wie auf einem Bild, das alles aufs Mal ausdrückt. Und selbst die Auseinandersetzung mit einem Bild braucht Zeit, wie der Basler Bildwissenschaftler Gottfried Boehm durch seine Konzeption der «ikonischen Differenz» immer neu deutlich gemacht hat.[9] Wir werden sehen, dass wir beide Kategorien des Sprachvermögens, die Zeit und den Anderen, noch brauchen werden.

Der großen positiven Kompetenz, die durch Sprache gegeben ist, stehen die konstitutiven Einschränkungen in der Verwendung der Sprache gegenüber, die in der Philosophie des 20. Jahrhunderts immer deutlicher – und durchaus in Rückgriff auf psychoanalytische Erfahrung – beschrieben worden sind. Der Mangel, nicht die Kompetenz ist für das Selbsterleben der einzelnen Person konstitutiv.[10] Nicht allein das Vermögen, sondern ebenso sehr das Sich-Entziehen, der Verlust der Verfügung über den Sinn der eigenen Existenz zeichnet das «sprachbegabte Tier» aus.[11] Einer so ausgerichteten, als «negativ» zu bezeichnenden Anthropologie stellt sich das Menschsein ausgehend von dem dar, was fehlt, was wehtut oder was als verfehlt gelten kann. Figuren des Negativen lassen sich auch im Bezug des Menschen zur Sprache und gerade dort festmachen. Schon die Konfrontation mit Erfahrungsspuren eines Erlebens, das sich nicht ohne Weiteres der Sprache erschließt, weist darauf hin, dass auch das Verstehen von Sprache im Mangel begründet und von Negativität geprägt ist. Als Wissenschaft vom Unbewussten konzentriert sich Psychoanalyse gerade auf die Negativität der Erfahrung, die sie aber zugleich verstehen will – und das bedeutet nicht: ungeschehen machen will.

Psychische Störungen werden psychoanalytisch in Bezug auf die Sprache in einem doppelten Sinn verhandelt. Einerseits werden sie als Symbolisierungsstörungen, als Störungen des Subjekts in Bezug auf die Sprache, auf den Sinn seiner Handlungen und das Sprechen mit anderen zu verstehen versucht. Die verschiedenen metapsychologischen Konzeptualisierungen seit Freud, durch die zahlreichen Revisionen hindurch, die sie in den Bindungs-, Symbolisierungs- und Mentalisierungstheorien der Gegenwart erfahren haben, konvergieren in diesem Punkt.

Die Psychoanalyse beansprucht aber auch andererseits – und darin kann sie den Kriterien des Sprachvermögens, wie wir sie mit C. Taylor beschrieben haben, zustimmen –, Sprache weiter zu fassen als die verbale Kompetenz. Sie betont die Bedeutung des Anderen und nimmt für sich in Anspruch, den paraverbalen, durch körpersprachliche, handlungssprachliche und inszenierende Elemente verzerrten, aber eben auch erweiterten und differenzierten Text im intersubjektiven Raum der analytischen Situation zu entziffern – mithilfe der Kategorien der unbewussten Fantasie und der projektiven Identifizierung, des Embodiments, d. h. der leiblichen Interaktion und des szenischen Verstehens[12] resp. des Enactments. Diese sprachkörperlichen und körpersprachlichen Inszenierungen erweitern zugleich die für die Psychoanalyse charakteristischen Methoden von freier Assoziation und gleichschwebender Aufmerksamkeit; über sie vermittelt sich ein Großteil der affektiven Konnotationen des Gesagten. Andernorts habe ich zusammen mit Rolf-Peter Warsitz diese beiden grundlegenden Formen des Sprechens sprachphilosophisch reformuliert und sie als Prosodie und Reverie neu konzeptualisiert.[13] So teilen sich psychische Zustände mit, die sonst als sprachlos, vorsprachlich oder repräsentationsfrei gelten müssten und oft genug auch so dargestellt werden, etwa in der viel beachteten Konzeption der beiden Botellas zu repräsentationsfreien Erfahrungen.[14] Das «bloß» Inszenierte, nicht direkt im semantischen Gehalt, wohl aber über Enactments und den performativen Sprechakt Dargestellte[15] lässt sich allerdings nur im intersubjektiven Raum der analytischen Begegnung über die vielfältigen Konnotationen des manifest Ausgesprochenen erfassen. Das ist die bereits betonte Bedeutung des Anderen. Sprache – der «Austausch von Worten» – schließt die sprachanaloge szenische Interaktion oder auch körpersprachliche und affektive Ausdrucksphänomene im Sinne eines «potential space»[16] oder der Zwischenleiblichkeit[17] gerade ein, wie wir gesehen haben.

In der psychoanalytischen Kur geht es – wie Freud dies betont hat – um den «Austausch von Worten». Dabei spielt die Selbsterzählung eine wichtige Rolle, und in vielen modernen Konzeptionen der Psychoanalyse wird die größere Konsistenz der Selbsterzählung auch als Ziel der Kur beschrieben. Auch wenn diese Zieldefinition nicht verkehrt ist und angesichts von traumatischen Beeinträchtigungen der erinnernden Verfügung über die Lebensgeschichte sogleich einleuchtet, so reicht sie doch nicht als generelles Prinzip aus, und dies vornehmlich aus zwei Gründen:

- Berücksichtigt muss zum einen werden, dass jede Erzählung sich an jemanden richtet, an ein reales

Gegenüber oder auch an eine Person der eigenen Vorstellung, die imaginär ist. Dabei impliziert das Konzept der Übertragung, dass beide Adressaten, der reale und der imaginäre Andere, nicht ohne Weiteres unterschieden werden können. Übertragung ist immer auch performativ: Der Andere wird nicht nur als Gegenüber, das mir zuhört, angesprochen, sondern als Gegenüber überhaupt erst gebildet; er wird zu derjenigen Person, zu der ich ihn oder sie mache, da ich ihn durch meine unbewussten Wünsche forme. Das Ziel der Analyse besteht dann darin, die kommunikativen Möglichkeiten, die die Übertragung beeinträchtigt hat, auszuweiten oder die Andersheit des Anderen mehr in den Blick bekommen zu können. Dann sind es nicht primär – z. B. narrative – Kompetenzen der leidenden Person, die sie erweitert. Sondern es geht um die Möglichkeit, in einem erweiterten kommunikativen Zwischenraum «spielen» zu können, Ausdrucksformen zu finden, zwischen ihnen wechseln zu können, statt auf einige wenige fixiert zu bleiben. Hier kommt erneut die Zeit ins Spiel, der Wechsel der Möglichkeiten, der ja nur als ein zeitlicher gedacht werden kann.

– Zweitens lebt die psychoanalytische Erkenntnis ja gerade von den narrativen Brüchen, den Inkonsistenzen, dem Schweigen, dem Rückzug. In diesen Brüchen der Kommunikation wird nicht einfach Inkompetenz sichtbar. Vielmehr teilt mir der Patient/der Analysand in diesen Brüchen gerade das mit, das dem Alltagsgespräch meistens und notgedrungen entgeht. Erst wenn diese Infragestellungen der Selbstschilderungen, erst wenn das Abreißen der Narration verstanden ist, kann diese sekundär wieder zu einer in sich geschlossenen Erzählung abgerundet werden. Würde in einer Therapie zu schnell darauf gedrungen, die Selbsterzählung zu erweitern, könnten diese signifikanten Brüche überdeckt, zugekleistert werden – und der Analysand würde sich zu Recht unverstanden fühlen.

1.2 Psychische Krankheit und Einschränkungen der Sprachkompetenz als Abwehr

Gehen wir im Folgenden also den signifikanten Brüchen nach und versuchen wir, sie einzutragen in eine Konzeption der Repräsentation psychischer Erfahrungen. Der Gefahr, einen Text durch ein theoretisches Konstrukt zu überfrachten, werde ich begegnen, indem ich klinische Erfahrungen der letzten Wochen zur Veranschaulichung nutze.

Frau A, eine begabte und kontaktfähig erscheinende junge Frau, leidet an einer seit zwei Jahren zahn- und kiefermedizinisch nicht behandelbaren Myoarthropathie der Kiefergelenke. Sie kommt in die Klinik, nachdem sich dieser Schmerzsymptomatik noch eine Panikstörung hinzugesellt hat, mit scheinbar aus dem Nichts aufsteigenden, unmotivierten Angstattacken.

Sie entstammt einem aus Südeuropa stammenden Familienclan. Die Familiengeschichte ist von Vertreibung und einer zweifach erzwungenen Flucht geprägt, da die Kriege im Heimatland sich auf das erste Asylland ausgeweitet hatten. Die Eltern haben sich weit weg in Sicherheit begeben und eine neue Existenz in Fernost geschaffen. Der Bruder der Patientin ging in die BRD und wurde in jungen Jahren ausgesprochen erfolgreich und wohlhabend; seinetwegen, um ihn zu unterstützen, sind die Eltern in die BRD gekommen.

Die Angstattacken haben einen hohen Appellwert für das Team, das sogleich spürt, dass die quälenden und plötzlichen Ängste, die eine unmittelbare Versorgung durch die Pflegenden und Ärzte beanspruchen, durchaus auch auf Kosten der übrigen Patienten, einen Ruf nach Versorgung und Beachtung ersetzen. Es ist, als ob die Angstattacken sagten: »Um alles in der Welt, ihr müsst mich beachten, nicht nur den erfolgreichen Bruder, nicht nur die anderen Patienten – ich brauche euch ganz für mich.» So können sie verstanden werden als Ausdruck einer neurotischen Dynamik, die durch den Leitbegriff der Verdrängung gekennzeichnet ist. Sie soll kurz noch einmal unter repräsentationstheoretischen Gesichtspunkten dargestellt werden.

Was verdrängt wird, entschwindet u. U. dem Bewusstsein, bleibt aber gleichwohl innerhalb der aus sprachlichen oder sprachanalogen Symbolen gebildeten Netzwerke psychischer Repräsentation, auch wenn sie unbewusst werden. Die Erfahrungen sind in ein Netz von Signifikanten integriert, ein repräsentatives Netzwerk. Was nicht bewusst ist, stellt sich gleichwohl dar, dort, wo Worte fehlen, stehen die übertragenen Affekte, der Appell an endlich einmal bevorzugte Beachtung, ein. Die Erfahrungen, bewusste wie unbewusste, sind miteinander durch Sprache oder sprachanaloge Zeichen vernetzt. Sie lassen sich ansprechen; und die leidende Patientin kann erkennen, dass das Verhältnis zum bewunderten Bruder auch von Neid durchzogen und getrübt ist.

1.2.1 Die Ebene der Spaltung

Frau A hat – obgleich das doch hätte naheliegen können – kaum zurückgegriffen auf die Möglichkeiten, die eine Segmentierung oder Auftrennung von Erfahrungsbereichen bieten könnte. Wir kennen das aus der Behandlung schwerer Persönlichkeitsstörungen, wenn das Selbstgefühl und die eigene Identität prekär oder diffus sind. Wer beständig nicht weiß, was er oder sie empfindet und wer er oder sie ist, wem es also gar nicht gelingt, sich selbst zu beschreiben und zu definieren, versucht energisch, die Ungewissheit durch Ersatzbildungen auszugleichen. Er oder sie empfindet durchaus die Angst, die mit dem Nicht-Wissen verbunden ist, kann sich aber nicht selbst beruhigen, es fehlen die inneren Bilder genügend guter und versorgender Objekte. Daher wird eine Sicherheit durch verschiedene Rahmensetzungen errichtet. Die Welt wird ordentlich, jede Abweichung ist bedrohlich, die Selbstfürsorge wird durch mechanisch durchgehaltene Programme des Umgangs mit sich und anderen ersetzt. Das Selbstbild wird schablonenhaft festgelegt, ebenso wird auf dem Wege pathologischer projektiver Identifizierung der Andere als bekannt und somit nicht mehr als bedrohlich wahrgenommen.[18] Als Eingriff in die repräsentativen Netzwerke reduziert die Spaltung die Vielfalt des repräsentierten Welt- und Selbsterlebens auf Dichotomien von Gut und Böse. Sie lässt sich am besten begreifen als immer wiederholter Rückgriff auf die allerersten konstituierenden Verneinungsformen, die Freud in dem kleinen und wichtigen Aufsatz «Die Verneinung» (1925) beschrieben hat. Eine erste symbolische Ordnung entsteht, wenn das Gute dem Ich, das Schlechte der Außenwelt zugeschrieben wird. Spaltung arbeitet auch im Erwachsenenalter immer neu nach diesem Muster. Ging es bei der Verdrängung um die Negation eines Vorstellungsinhaltes, in Freuds Worten: einer Sachvorstellung innerhalb eines zwar in seiner Durchlässigkeit behinderten, aber doch kohärenten symbolischen Universums, arbeitet Spaltung daran, eine einfache symbolische Welt durch Unterscheidungen und d. h. durch Zerstörung repräsentativer Verbindungen immer neu zu schaffen.

Das, was nicht verbunden werden kann, wird selber nicht zerstört, sondern projiziert: Am Ort des Anderen, in seinem Erleben und Denken erscheint dann der psychische Inhalt, der im eigenen Erleben nicht mehr bewahrt werden konnte. Die

Projektion (meist der bösen Anteile) und die projektive Identifizierung gehören zu den Sicherungsmöglichkeiten, auf die zurückgegriffen wird, um das eigene Selbstbild intakt zu erhalten. Aber nicht nur das: Der Andere wird auf dem Weg einer «Interpersonalen Abwehr»[19] einbezogen in die Erfahrungsbildung und Repräsentationsarbeit: die Alpha-Funktion, die an der Vernetzung von Erfahrungselementen, von Bion bekanntlich beta-Elemente genannt, arbeitet, wird nach außen, in den Anderen, verlagert, der auf diesem Weg zum Träger der psychischen Erfahrungen des Selbst wird.

Kommen wir wieder auf Frau A zurück.

1.2.2 Die Ebene der abgekapselten Introjekte

Frau A wird, als der unbewusst gewordene Versorgungskonflikt und die Konkurrenz mit dem Bruder bearbeitet werden, in ihrer Angst entlastet. Aber sie verliert die peinigenden Schmerzen nicht, ihre Stimmung verschlechtert sich sogar. Offenbar trägt sie noch in anderer Weise eine unverarbeitete Last mit sich. Die genauere Kenntnis der Familiengeschichte und der transgenerationalen Verschränkungen ermöglicht ein besseres Verstehen. Die Eltern waren – wie bereits erwähnt – in der frühesten Kindheit von Frau A geflohen, sie haben mit großer Kraft und Entschlossenheit zweimal den Wiederaufbau in die Hand genommen, die Vergangenheit hinter sich gelassen und für die Familie einen neuen Wohnstand geschaffen. Dass der Bruder in jungen Jahren berühmt wurde, passte in das Bild, entsprach dem ununterbrochenen Kampfgeist der Eltern; ihn wollten sie daher mit aller Kraft unterstützen. Die Tochter aber wurde zum stummen Träger – so die Annahme, die die Therapie weiter anleitete und nach und nach wirksam werden konnte – der traumatischen Not, der Verzweiflung, der Vernichtungsgefühle. Völlig eingekapselt in ihr gab es einen

Erfahrungsbereich, der aus dem Kontakt mit anderen, auch mit der Familie, ganz herausgehalten werden musste und abgetrennt wurde von den übrigen persönlichen Erfahrungen.

Andernorts habe ich von der Krypta gesprochen. Die Krypta ist ein Raum, der abgeschlossen ist. «kryptein» heißt verbergen. Eine Krypta ist versiegelt, ein wirklich inneres Ausland, das nicht zu fassen ist, zu dem keine Durchlässigkeit möglich ist. Aber eine Krypta wirkt. Die Kryptenbildung ist ein Prozess an der Sprache bzw. an den Repräsentanzen der eigenen Innenwelt, die höchstens spürbar, aber für das eigene Nachdenken unerreichbar sind. Ein anderes Beispiel für eine «Krypta im Ich» ist die Konstellation des Ersatzkindes nach dem Tod eines Kindes, die durch die implantierte Imago eines nicht vorhandenen, aber doch präsenten toten Kindes im nachgeborenen Kind erzeugt wird. In einem frühen Aufsatz habe ich diese Dynamik einmal an den Schicksalen u. a. von Ludwig van Beethoven und Salvador Dali gezeigt.[20] Die Krypta im Ich entsteht dadurch, dass bestimmte Repräsentationen gänzlich ausgegrenzt, also aus den repräsentativen Verknüpfungen ausgegrenzt und abgeschlossen, aber auch – und das ist das gefährliche und gefährdende Moment – nicht mehr projiziert werden.

Mit diesem abgeschlossenen Bereich hatte Frau A leben gelernt, der sich nur äußerte in einer durchgängigen Angespanntheit, vor allem aber im Gefühl der Freudlosigkeit in allen Bereichen ihres Lebens, so gut es äußerlich auch verlief. Nur in einer unfassbaren Stimmung zeigte sich die ansonsten unfassbare Krypta an. Im wahrsten Sinn des Wortes ist die Krypta abgekapseltes, abgeschottetes Ausland, dessen Brücken zu den übrigen Teilen der Persönlichkeit hochgezogen oder vernichtet worden sind. Frau A. war von der Familie gut behütet worden, die Eltern hatten die eigenen, politisch bedingten Traumatisierungen von der Tochter fernhalten wollen, sodass Frau A von einer geborgenen Frühkindheit berichten konnte – und dennoch war es den Eltern nicht gelungen, eine heile Welt für die Tochter zu schaffen: Sie hatte das Entsetzen, die Verzweiflung, den Schmerz der Angehörigen spüren müssen, ohne ihn denken und einfach bearbeiten zu können. In der Behandlung von Frau A waren das Nichtvergehen des Schmerzes und das anfängliche Scheitern der Beziehungsangebote, die es nicht vermochten, ein emotionales Band mit Frau A zu knüpfen, als negative Zeichen wegleitend für den abgeschotteten Erlebensbereich.

Noch radikaler kann aber eine weitere Form des Angriffs auf das Denken und die Repräsentation sein, die wir mit dem Begriff der Verwerfung beschreiben können.

1.2.3 Die Ebene der Verwerfung

Die Verwerfung geht mit dem völligen Verschwinden einerseits des Objektes, andererseits des eigenen Begehrens im Erleben einher. Es gibt nicht nur in einem Bereich, sondern gleichsam überall kein Vertrauen mehr in ein schützendes Objekt, die eigenen Wünsche werden abgelehnt, weil sie ohnehin ins Leere gehen und die eigene Hilflosigkeit nur noch mehr bloßstellen. Diese radikalere Negativität führt zu einer Vernichtung der psychischen Repräsentation, also zu einer emotionalen oder gedanklichen Leere, die wiederum so unerträglich ist oder werden kann, dass der Tod vorgezogen wird.[21]

Aber selbst diese offenbar so destruktive Negativität, die im «Angriff auf die psychischen Verbindungen»[22] oder in der Zerstörung der eigenen Subjektwelt sichtbar wird, kann – und das zu sehen, ist therapeutisch entscheidend – durchaus auch schützende Qualitäten haben. Ich nehme als Beispiel das psychotische Verstummen im sog. Residualzustand. Ähnlich wie bei schwer alexithymen Zuständen greift der Verlust psychischer Funktionen massiv in die Lebensführung der Kranken ein: Die

Fantasietätigkeit steht still, die Sprache fördert das Leben nicht mehr, ist also nicht mehr «metabolisch»[23], Begegnungen mit anderen bleiben ohne affektive Schwingung, die Differenzierung zwischen den eigenen Gefühlen und denen der anderen verblasst gegenüber einer emotionalen Nivellierung und Gleichförmigkeit. Neurobiologische Defizite werden in einer biologisch ausgerichteten Psychiatrie als Ursprung angesehen. Was aber, wenn man nun gerade diese Abwesenheit der psychischen Funktionen dynamisch betrachtet – und d.h., indem die Objektbeziehungen und das Begehren berücksichtigt werden?

Was bleibt übrig, wenn eine Abgrenzung von dem, der durch diese Abgrenzung zum Objekt werden könnte, nicht möglich ist, weil der Andere das eigene Selbst so einspinnt in die eigenen Bedürfnisse, dass eine Distanzierung nicht möglich ist, sodass in der Kindheit das Kind immer «Korken-Kind»[24] und Teil des Selbst der Mutter bleibt? Eine verzweifelte Form der Abgrenzung, der Negationsarbeit («travail du négatif»), wie André Green sie nennt[25], ist es, durch die Vernichtung der Wahrnehmung, sei es der Realität, sei es der eigenen Gefühle, eine Leere in der eigenen Repräsentanzenwelt zu erzeugen, die Ersatz für einen Abstand, eine Distanz ist. Prototyp der Negationsarbeit ist die negative Halluzination, die Halluzination einer Leere, einer Nichtigkeit, die von der Vernichtung einer Wahrnehmung (wie in den Träumen des «Wolfsmanns») über die Auslöschung der Affekte bis zum nihilistischen Wahn («délir de négation») reicht, in dem gleichsam gar nichts mehr existiert.

Dieses Verständnis von Leere als einer erzeugten Leere, als einem Versuch der Abstandnahme, wo Intrusionen oder Separationen so vollständig werden, dass Repräsentanzenbildungen in einem «belüfteten Raum» zwischen Selbst und Objekt nicht möglich sind, dieses Verständnis der Negativität als eines Versuchs, potenzielle Räume, Möglichkeitsräume im Sinne Winnicotts[26] doch noch zu schaffen, ist klinisch außerordentlich folgenreich. Die Defizienz kann nun nicht einfach als Versagen einer Ich-Leistung, als Defekt beschrieben werden, sondern als – wie immer auch ungünstiger und nachteiliger – Versuch, sich durch die Negation (des Gefühls, der Wahrnehmung, des Denkens) zu schützen.

2 Praxis

Im Folgenden sollen einige klinisch relevante Schlussfolgerungen aus dem bisher Gesagten gezogen werden.

2.1 Positivierung des Defizits

Schließen wir an dem eben entwickelten Verständnis der Negativität unmittelbar an, indem wir sie erweitern zu einer allgemeinen Position, die sich so umschreiben lässt: Die Einschränkung des sprachlichen Vermögens, die offensichtlichen Defizite, die durch Leiden und Symptomatik entstehen, können nicht nur als zerstörerisch, sondern auch als bewahrend oder zumindest als sinnhaft motiviert positiviert werden, um einen zentralen Begriff Gaetano Benedettis zu nutzen.[27] Der Ansatz der Positivierung zwingt zu Antworten auf folgende Fragen:

- Ist die Selbstverletzung, die uns klinisch so oft entgegenkommt, ein Defizit an Kontrolle? Ist sie stumme Reaktion auf oft traumatisierende Ereignisse? Oder ist sie Wiederkehr, selbst inszenierte Wiederauflage des unerträglich Zugemuteten, also ein Versuch der Subjektwerdung? Die selbst induzierte Wiederholung des Traumas ist dann der Versuch, sich selbst zu erleben: Wenn der eigene Horizont vom Schmerz ausgefüllt ist,

ist es leichter, sich den Schmerz zuzufügen und damit eine minimale Selbstwirksamkeit zu erleben, statt sich vom Schmerz passiv niederbeugen zu lassen. Aus der Reaktion wird so eine aktive Position.

- Ist die anorektische Selbstaushungerung einer adoleszenten Jugendlichen, die an dieser Selbstzerstörung sterben kann, auch ein Versuch, die Eltern zu retten, die ohne die Fürsorge für ein krankes Kind und überhaupt ohne ein Kind gezwungen wären, sich der eigenen Unausgefülltheit zu stellen, sodass das Kind sich opfert, um die Eltern zu schonen, um sowohl krank als auch Kind zu bleiben?
- Ist die suizidale Handlung, selbst der vollendete Suizid, auch eine – wenn auch verzweifelte – Aussage, wenn etwa plötzlich jemand, scheinbar unmotiviert, aus dem Leben scheidet in einer Art, die ihm gänzlich fremd zu sein scheint, sodass das Ausgesparte, das niemals in einer Beziehung Platz hatte, sich erst im Suizid, aber – so könnten wir auch sagen – wenigstens noch dort einen Ort der Repräsentation schafft?

2.2 Die Sprache der Deutung

Das positivierende Verständnis der sprachlichen Einschränkungen in Affekt und Denken ermöglicht es uns als Analytiker*innen, unsere Worte anders zu wählen. Denn wenn wir in der Reduktion der verbalen Äußerungsformen, im Rückzug, im Verstummen einen Sinn sehen, dann lässt sich leichter eine Form finden, in der die Schutzräume, die Krypten und Retreats allmählich verlassen werden können, in der vielleicht sogar eine Verwerfung von Affekten und Gedanken vorsichtig revidiert werden kann. Es wird dann immer im Bewusstsein der Therapeut*innen gegenwärtig bleiben, wie gefahrvoll den Patient*innen die therapeutische Arbeit erscheinen muss, wenn sie zum Ziel hat, psychische Veränderung zu initialisieren.[28] Wenn paranoide Projektionen und Befürchtungen verlassen werden, dann können depressive Affekte, Gefühle der Verlegenheit, der Scham ins Bewusstsein treten. Für den Patienten kann es dann einfacher sein, die Errungenschaften der bisher geleisteten Arbeit wieder infrage zu stellen und zu zerstören.

Die Sprache der Deutung muss darauf Rücksicht nehmen, ohne dass aber die Deutung selbst vermieden würde. Nicht nur der Inhalt dessen, was gesagt wird, nicht nur das Symbolische des Inhaltes, sondern auch der Affekt, der Ton, die Melodie der Deutung, mit einem Wort: ihre semiotische Qualität, müssen passen. Die oft getroffene Unterscheidung von supportiver Intervention und Deutung verliert dabei ihren Gehalt und wird überflüssig. Deutungen, wenn sie richtig gegeben werden, sind immer supportiv, denn sie unterstützen den Patienten darin, sein Repertoire an Repräsentation von Erfahrung zu erweitern und sich selbst zu verstehen. Richtig gegeben: Diese harmlos klingende Formulierung ist voraussetzungsreich:

- Zunächst muss der Analytiker (und ebenso die Analytikerin, die im Folgenden gleichermassen angesprochen wird) sicherstellen, dass er sich selbst in einem Übergangsraum befindet und aufhalten kann. Er muss frei sein, den eigenen Eindrücken, Empfindungen und Gedanken zu folgen, sich freimachen können von den Übertragungsangeboten, die enaktiv oder performativ auf ihn einwirken. Er muss in der Lage sein, selbst neue Bilder, neue Worte finden zu können für das, was er in und an der Übertragungsbeziehung bemerkt, Worte, die metabolisch wirksam werden können, die Leben in sich haben. Je stärker der Patient ihm gegenüber die eigene repräsentative Erfahrungswelt zurücknehmen oder einschränken oder vernichten muss, umso schwerer wird es für ihn sein, die sehr heftigen Gegenübertragungen zu verdauen. Aber das ist die entscheidende Voraussetzung; es ist besser zu schweigen, als in einer projektiv verzerrten oder durch Gegenübertragungsaffekte angeheizten Stimmung (pseudo-)deutend zu intervenieren.

- Er erträgt selbst das Nicht-Wissen, die Unsicherheit in der therapeutischen Beziehung, und das unter Umständen über eine lange Zeit. Nicht-Wissen ist die belastende Kehrseite des Aufbaus eines therapeutischen Übergangsraumes. Das ist gerade dann schwierig, wenn der Patient – wie bereits beschrieben – dieses Nicht-Wissen als grosse Irritation, Infragestellung oder Gefährdung erlebt.
- Er berücksichtigt, dass er Erkenntnis nicht vorschreiben kann, ja nicht einmal erzeugen kann. Er kann in dem Übergangsbereich, der ein «Lernen durch Erfahrung»[29] ermöglicht, nur Angebote machen. Neue Erfahrungen können nur subjektiv angeeignet und repräsentiert werden, sie sind nicht aus äußeren Quellen zu schöpfen, sondern können nur selbst erschaffen werden. So wie das Kind im Übergangsraum überzeugt sein kann, das Übergangsobjekt selbst erschaffen zu haben – und es stimmt ja auch, wenn etwa die Windel zum Löwen oder zur Ziege wird –, so muss der Patient die im Übergangsraum deponierte, zur Verfügung gestellte Deutung selbst aneignen, sie dem eigenen Repräsentationsbestand einfügen.

Er zeigt durch die Formulierung der Deutung nicht nur an, worum es in der Entwicklung der Übertragungsbeziehung geht, sondern er antizipiert auch die gleichsam negativen, affektiv herausfordernden Folgen, die seine Deutung haben kann, und wird die Schwierigkeiten im Erkenntnisprozess der Analyse selbst aktiv aussprechen. Mit anderen Worten: Nicht nur die kognitive Aufnahme der Erkenntnis, sondern auch das Ertragen der Erkenntnislast, der affektive Prozess des Durcharbeitens, wird Teil der Deutung sein müssen, soll sich der Patient nicht zurückgestoßen, verunsichert, gefährdet, sondern aufgefangen und gefördert fühlen.

2.3 Ein kasuistisches Beispiel aus einer Supervision

Die Supervisandin will wissen, warum eine schwer adipöse Patientin nach etwa einem Jahr Therapie die Behandlung abgebrochen hat. Sie hat lange Zeit die initial rasch aufkeimende Gegenübertragung von Ekel und Ablehnung vor sich selbst verleugnet und stattdessen eine fürsorgliche, solidarische und stützende Haltung in die therapeutische Beziehung eingebracht, die der Patientin zunächst zu helfen scheint. Jedenfalls dankt sie es ihr durch eine aktive sprachliche Mitarbeit in der Therapie. Die Abwehr der Gegenübertragung aber hat Folgen: Die Therapeutin kann die inszenierte Objektbeziehung nicht wahrnehmen. Schon vom ersten Moment ihrer Begegnung an hatte nämlich die Patientin, die eine starke performative Kraft in der Übertragung entfaltete, aus der motivierten Therapeutin ein mütterliches Objekt gemacht, das nicht wirklich in der Lage ist, die Not des Kindes anzuerkennen und empathisch für es zu sorgen, sondern es nur pflichtgemäß betreut. Ekel und Ablehnung gehören präzise zu der enaktiv erzeugten, in den Gefühlen der Therapeutin sich darstellenden Objektbeziehung. Die Therapeutin setzt sich «stützend» intensiv für die Patientin ein, daher kann sie nicht einordnen, dass sie aus heiterem Himmel angegriffen wird oder warum die Patientin, die die eigene Pünktlichkeit hervorhebt, meist verspätet zur Stunde kommt. Erst in der Supervision wird klar, dass die Beziehungskonstellation die gleiche bleibt und nur mit vertauschten Rollen inszeniert wird: Die Therapeutin wird für kurze, aber signifikante Minuten zum vernachlässigten Kind, die Patientin lebt die Imago der vernachlässigenden und ablehnenden Mutter aus.

Auf eine auch sonst häufige Komplikation will ich eigens hinweisen. Die Therapeutin spürt, dass die Patientin aggressive Strebungen unterdrückt, und spricht sie auch an, ohne sie allerdings auf die entscheidende Übertragungskonstellation zu beziehen. Die Folge davon ist, dass die therapeutische Beziehung sich noch mehr verwirrt. Die Patientin hört in dieser Deutung nur den Vorwurf und entwickelt, so ist zu vermuten, die Überzeugung, dass sie sich schuldig mache, wenn sie der Therapeutin vorwerfe, nicht genug für sie da zu sein, und dass sie zur Strafe besonders wenig von ihr erhalte. Kontextfreie Aggressionsdeutungen führen dabei zur Anpassung, ein paar Stunden wird die Arbeit in der Therapie scheinbar konstruktiv – um wiederum zu stagnieren, so lange, bis die Patientin schließlich abbricht.

Was hätte die Therapeutin tun können? Sie hätte die extralinguistischen Äußerungsformen als Sprache innerhalb der analytischen Beziehung ernst nehmen und dadurch die Übertragungsbeziehung besser verstehen und deuten können. Zur Inszenierung der Übertragung gehört nicht nur das kleine, aber markante Zuspätkommen, dazu gehört auch und in einem größeren Zusammenhang gesehen das Symptom des schwerwiegenden Übergewichts selbst: Mit der grotesken Adipositas bei etwas vernachlässigter Körperpflege hat sich die Patientin eine gleichsam apotropäische Leiblichkeit erschaffen, die es den Anderen und auch der Therapeutin schwer macht, sie zu mögen, auch wenn sie motiviert und sprachbegabt und intelligent erscheint. Dann hätte sie verzichten können auf die Haltung, die – objektiv gesehen – durchaus gefährdete Patientin unterstützen zu wollen, während sie emotional dazu gar nicht bereit war.

Schluss

Zum Schluss will ich auf die hölderlinsche Hymne zurückkommen. Ich zitiere zunächst die unmittelbar folgenden Zeilen:

> Wenn nämlich über Menschen
> Ein Streit ist an dem Himmel und gewaltig
> Die Monde gehn, so redet
> Das Meer auch und Ströme müssen
> Den Pfad sich suchen.

Einerseits wird hier ein Gewitter geschildert, so scheint es. Es wird ein Aufruhr beschrieben, eine Naturgewalt, die Himmel und Erde umfasst und ergreift. Ich höre in diesen Zeilen aber auch die Fortsetzung der Suche nach der schon fast verlorenen Sprache: Es ist von einem Streit die Rede, der oben und unten einbezieht, in dem auch das Meer mitredet, in dem also ein Element etwas zu sagen hat, das doch mit Sprache gar nicht verbunden zu sein scheint. Wenn die Worte, die uns zur Verfügung stehen, nicht ausreichen, dann müssen wir in unseren Therapien den Meeren zuhören, die symbolische Schicht der Kommunikation durch die – wie J. Kristeva sagt – semiotische erweitern, die eine Welt der Bilder, der Töne, der intralinguistischen Sinnlichkeit ist. Dann können die Ströme, die Wucht der Affekte und des Begehrens, sich Pfade, also bezeichnete Wege, Zeichenstrukturen suchen, neue Landschaften, in die sie sich einbetten können.

Der erste Abschnitt der Hymne – ich überspringe einige Zeilen – endet mit den Worten:

Lang ist
Die Zeit, es ereignet sich aber
Das Wahre.

Vielleicht ist die Zeit lang, in der sich die Ströme einen Weg zur Sprache bahnen, in der nachträglich, in der Erinnerung – das Gedicht richtet sich ja an die Mnemosyne, die Göttin der Erinnerung –, etwas verstanden werden kann, das sich unerwartet ereignet hat, ein «now moment», ein Kairós, der die Wahrheit aufscheinen lässt, die Wahrheit des Subjektes, die sich genauso wenig auf einfachen Wegen finden lässt, wie sich der Sinn der hölderlinschen Hymne, die zum Ergreifendsten gehört, was in deutscher Sprache je formuliert wurde, festschreiben lässt. Die Hymne hat indes über mehr als 200 Jahre hinweg Menschen gefunden, die an ihr und mit ihr deutend gearbeitet haben oder die sich von ihr haben deuten lassen. Wenn über diese lange Zeit auf dem Begehren zu verstehen insistiert wird, so macht dies Hoffnung. Auch darauf, dass es weiterhin Menschen gibt, die füreinander lange Zeit einräumen, um Momente des wahren Sprechens zu ermöglichen.

Die Eröffnung von Sprachräumen

Einleitung

Es ist sinnvoll, einleitend die eigene Ausgangsposition zu markieren. Ich habe als Psychoanalytiker über viele Jahre eine große psychiatrische Institution geleitet, und daher traf ich die psychotisch erlebenden Menschen, die ich behandelte, meist während ihres stationären Aufenthaltes in der Klinik und nicht in der eigenen Praxis. Die Annahme, die meine Überlegungen anleitet, ist die, dass die psychoanalytische Haltung (anders als die Technik) in verschiedenen Settings, in den uns vertrauten Einzeltherapiesituationen ebenso wie in der Akutbehandlung in der Klinik gleich oder zumindest vergleichbar bleibt.

Das Kapitel gliedert sich in drei Teile. Der erste Teil ist kurz und ist einem Gedicht gewidmet. Die Art und Weise, wie wir uns den dichterischen Aussagen nähern, soll wegleitend sein für den zweiten Teil, in dem es um unser Thema gehen wird und in dem ich einige Merkmale der psychoanalytischen Haltung gegenüber psychotischen Erlebnisformen darstellen und an einigen Stellen kurz klinisch beleuchten werde. Dieser ausführliche Teil ist in sechs Abschnitte unterteilt. Im ersten wird die Prosodie, was vonseiten des psychotisch erlebenden Menschen an uns herangetragen wird, zusammengefasst, im zweiten die analytische Rêverie, die Gefühlshaltung der Therapeutin im Gespräch. Der dritte Abschnitt trägt die vielleicht etwas merkwürdige Überschrift «Wissen und Archiv», es wird zu erläutern sein, was dies meint. Der vierte, «Respekt und Engagement», hebt die Dialektik von Sich-Einlassen und Los-Lassen hervor. Der vorletzte beschäftigt sich mit der Frage von «Negativität und Destruktivität». Enden will ich mit der Aufgabe, «Zeugnis abzulegen». Der dritte Teil wird wieder ganz kurz sein und einen Ausklang mit einem zweiten Gedicht des gleichen Autors bilden.

1 Ein Gedicht

Zunächst also ein kurzes Gedicht von Paul Celan, das Gedicht stammt aus dem Band «Die Niemandsrose», es hat keinen Titel, der Titel ist gleichbedeutend mit der ersten Zeile «es war Erde in ihnen»:

> Es war Erde in ihnen, und
> sie gruben.
> Sie gruben und gruben, so ging
> ihr Tag dahin, ihre Nacht. Und sie lobten nicht Gott,
> der, so hörten sie, alles dies wollte,
> der, so hörten sie, alles dies wusste.
> Sie gruben und hörten nichts mehr;
> sie wurden nicht weise, erfanden kein Lied,
> erdachten sich keinerlei Sprache.
> Sie gruben.
> Es kam eine Stille, es kam auch ein Sturm,
> es kamen die Meere alle.
> Ich grabe, du gräbst, und es gräbt auch der Wurm,
> und das Singende dort sagt: Sie graben.
> O einer, o keiner, o niemand, o du:
> Wohin gings, da's nirgendhin ging?
> O du gräbst, und ich grab, und ich grab mich dir zu,
> und am Finger erwacht uns der Ring.[30]

Wie können wir uns diesen – zunächst einmal schwer verständlichen – Worten nähern? Das Gedicht können wir atmosphärisch auf uns einwirken lassen, ohne den Versuch zu machen, gleich alles und auf einmal zu verstehen. Vielleicht fällt uns auf, dass das am häufigsten wiederholte Wort «graben» ist. Wir können gleichzeitig spüren, dass der Sprachrhythmus des Gedichts den Rhythmus des Grabens nachahmt oder mimetisch wiedergibt.

Wir können uns auch sprachanalytisch an den Text anzunähern versuchen. Wir merken dann, dass lyrische Gestaltungsmittel in äußerster Feinheit in jeder Zeile benutzt werden. Beispielsweise benutzt der Dichter Stilmittel, die aus dem Hebräischen stammen, so die ständige Wiederholung des Wortes «und», aber auch den sog. Parallelismus membrorum, was so viel bedeutet, wie dass ein Vers zwei Hälften hat, wobei der zweite den ersten variiert, ihm aber etwas hinzufügt, so z. B. in der Zeile «erfanden kein Lied, erdachten sich keinerlei Sprache». In diesem Fall dient der Parallelismus dazu, die verneinende Aussage auszuweiten und zu steigern. Die Erkenntnis, dass konstruktive Arbeit offensichtlich nicht mehr möglich ist, wird vom Erfinden eines Liedes auf den Gebrauch von Sprache überhaupt in minimalem textlichen Abstand ausgeweitet.

Es wird uns auch auffallen, wenn wir näher in das Gedicht hineinhorchen, dass Vergangenheit und Gegenwart aufeinander bezogen werden. An die Grabensstimmung, die eine Grabesstimmung transportiert, wird nicht nur in der Vergangenheitsform erinnert, die Erzählzeit wechselt zum Schluss von der Vergangenheit in die Gegenwart, sodass das Graben zu einem Geschehen wird, dass mich und dich betrifft.

Andere textanalytische Erkenntnisse treten hinzu, wenn wir uns ihnen denn widmen können oder wollen. Die Intertextualität spielt eine Rolle, wir merken also, dass Textverweise, Verweise auf andere Texte, uns Verständnishilfen anbieten. So erhellt sich die vierte Zeile «und sie lobten nicht Gott» als Hinweis auf die Bibel und, genauer, auf den 115. Psalm, in dem es heißt: «die Toten werden dich, Herr, nicht loben». – Wir können, für die Intertextualität sensibilisiert, darauf aufmerksam werden, dass am Ende des Gedichtes, in der letzten Zeile, erneut eine Referenz auf die Bibel erscheint: Im ersten Buch Mose wird erzählt, wie Josef aufgrund seiner Leistungen vom Pharao mit einem Ring beschenkt wird. Die Metapher des Rings in der letzten Gedichtzeile aber verweist noch auf mehr: Ein Ring, wenn er denn aus Metall ist, kann von der Zeit nicht angegriffen werden. Aber nicht nur das Metall gewährt Festigkeit. Das Gedicht hat ja selbst eine Ringform, es beginnt mit der Metapher des Grabens und endet mit ihr. Auch dieses Gedicht schafft, weckt einen Zusammenhalt. Und der kann halten: Im kleinen Wort «erwachen» wird ein Bezug zur Zukunft hergestellt, nur dort, insofern ist in der besonders intensiven Formulierung «ich grabe mich dir zu» die Solidarität derer, die graben, aufgerufen, und zwar mit einer Wirkung, die in die Zukunft reicht.

Fügen wir jetzt des Dichters, also Paul Celans Biografie hinzu. Sein lyrisches Schaffen, ja sein ganzes Leben ist ein endloses Umkreisen nicht allein seines, sondern eines kollektiven und unermesslichen Traumas, des Traumas des Holocaust. Damit erschließt sich uns die Reichweite des Grabens in seiner ganzen schrecklichen Wucht.

Es ging mir darum, verschiedene Formen der Annäherung an das Verständnis einer lyrischen Äußerung exemplarisch anzudeuten. Zugleich will ich aber festhalten: Mit diesen Schritten der Verständigung wird die Wirkung des Gedichtes nicht abgeschwächt. Auch wenn wir uns auf diese Weise dem Text nähern, so bleibt er doch unfasslich, nicht einfach einzugemeinden in einen Sinn, der die Erschütterung, die der Text auslöst, wenn wir uns auf ihn einlassen, abmildert. Er verweigert sich einer schlichten «Positivierung», die in ihm eingeschlossenen Zeichen appellieren an unsere Auslegearbeit, und dennoch werden wir des Textes nicht Herr: Seine poetische Qualität geht darüber hinaus, und die lyrische Form und Sprache bewahren das sprachlos machende Grauen, eine – um Gaetano Benedetti zu zitieren – «Todeslandschaft der Seele»[31]. Das Gedicht arbeitet sich daran ab, etwas mitzuteilen, das im Grunde nicht mitteilbar ist.

2 Psychotisches Erleben und psychoanalytische Haltung

Warum gebe ich diese kurze, in vielfacher Weise unzureichende Annäherung an ein Gedicht wieder, das in seiner Wirkung ebenso intensiv wie evasiv ist, das sich in unsere Erfahrung einschreibt und uns nicht mehr loslässt, das aber zugleich dem Verständnis sich widersetzt, jedenfalls ist das die Perspektive, die wir als Leser wohl einnehmen. Aus der Sicht des Autors mag es entsprechend so sein, dass er in Worte zu fassen sucht, was als traumatische Realität nicht begriffen, allenfalls umkreist oder umgriffen werden kann. So entstehen Worte zwischen Sinn und Nicht-Sinn, dem Schweigen, dem Verstummen oder dem Leiden abgelauscht oder abgetrotzt.

Diesen «Graphismus des Schmerzes»[32] gilt es jederzeit in der Begegnung mit psychotisch erlebenden Menschen zu beachten, auszuhalten und ernst zu nehmen. Ich nutze die Begegnung mit einem gehaltvoll-schwerwiegenden Gedicht, um die psychoanalytische Haltung der Psychosentherapie, unsere Haltung in der klinischen Begegnung mit psychotisch erlebenden Menschen zu charakterisieren.

2.1 Prosodie

Zunächst braucht es auf unserer Seite die Bereitschaft, und dies gilt für jede psychoanalytische Psychotherapie, zuzuhören, und zwar all das, was uns der andere, der leidet, zu sagen hat, aufzufassen. Dabei ist es ebenso wie in der Lektüre der Lyrik wichtig, dass wir nicht als Symptom abwerten, was uns gesagt wird, sondern als Äußerungsform Ernst nehmen und wertschätzen.

Mit Peter Warsitz zusammen habe ich in unserem 2015 erschienenen, bereits erwähnten Buch zwei Elemente beschrieben, die grundlegend für die psychoanalytische Situation sind, die Prosodie und die Rêverie. Aufseiten des Leidenden ist alles, was er tut und spricht, wie die freie Assoziation in der psychoanalytischen Kur, auf unser Gespräch bezogen. Prosodie heißt ja Ansprache: Das, was mir vom anderen vermittelt wird, über Worte oder Handlung, ist immer zu mir gesprochen. In der Psychosenpsychotherapie aber ist der Umfang der Prosodie ungleich weiter zu fassen als in der klassischen Kur, deren Hauptaugenmerk der freien Assoziation gilt. Zur Prosodie des psychotisch erlebenden Menschen gehört also Verhalten dazu, etwa eine im Gespräch scheinbar urplötzlich und unmotiviert intensivierte Zerfahrenheit in der Gedankenäußerung, ein völliger Rückzug, Schilderungen des Wahnerlebens, Körperhaltung etc. sind von Belang. So hören wir, wie Theodor Reik es gesagt hat, auch in der Psychosentherapie mit dem «dritten Ohr»[33], allerdings in einem noch weiteren Hörraum. Ein Ratschlag in der Psychosenpsychotherapie bietet sich an: Mehr als bei den «besser strukturierten» Patienten ist der psychotisch Erlebende angewiesen auf die, aber in viel größerem Ausmaß auch ausgeliefert der Situation des Hier und Jetzt. Daher lohnt es, prinzipiell alle Äußerungen auf die Interpersonalität des aktuellen Gesprächs zu beziehen, eben auch die aktuellen Äußerungsformen der Symptome selbst, die situativ erfasst werden müssen.

Ein Grundproblem psychotischen Erlebens ist es, wie wir gut wissen, die Grenze zwischen dem Selbst und dem Anderen wahren oder immer neu einziehen zu können. Dies gilt auch für die therapeutische Situation, sodass ein großer Teil der Aufmerksamkeit psychotisch erlebender Menschen auf die Regulierung der Gesprächssituation und Interaktion ausgerichtet ist und sein muss – aber nicht, um die ausgetauschten Worte zu kontrollieren, sondern die «Zwischenleiblichkeit» in den Griff zu bekommen, also das sich vor allen verbalen Äußerungen sogleich und immer ereignende Gespräch zwischen Leib und Leib zu kontrollieren, die leiblich vermittelte Spontaneität, die so viel mehr emotional aufgeladen ist als viele Austauschvorgänge von Worten und an die man deshalb auch ausgeliefert ist.[34]

Halten wir fest: Die psychoanalytische Haltung in der Psychosentherapie unterscheidet sich in der Art und Weise, wie die Prosodie des Patienten ernst genommen wird, nicht von der sonst üblichen Haltung – freilich mit dem Unterschied, dass das, was als Ansprache erscheint, das Feld des Sprechens gleichsam, enorm ausgeweitet werden muss.

2.2 Rêverie

Der Prosodie, so hatten Warsitz und ich in unserem Buch «Psychoanalyse als Erkenntnistheorie» festgehalten, entspricht in der psychoanalytischen Sitzung die Rêverie des Therapeuten, also der Vorgang, sich in das Erleben des Anderen einzuträumen. Die Rêverie entwickelt sich aus der «freischwebenden Aufmerksamkeit», ist aber doch so viel mehr als eine Aufmerksamkeit, dies gilt besonders für die Psychosenpsychotherapie. Der psychotisch erlebende Mensch kann nicht anders, ähnlich wie Menschen, denen wir schwere Borderline-Organisationen zuschreiben, als Selbstanteile in den Therapeuten zu projizieren. Die Rêverie befasst sich in dieser Konstellation also auch mit den übertragenen, den dem Therapeuten übergebenen und anvertrauten Affekten, die – weil die Einheit des Selbst im psychotischen Erleben brüchig geworden ist – nirgendwo anders als im Gefühlsleben des Therapeuten erscheinen. So sind Gegenidentifikationen möglich; indem ich als Therapeut mich befrage, was in mir sich tut, mache ich mich gleichsam auf den Weg zum Patienten. Daneben aber gibt es auch die Gegenübertragungen, also die übertragenen Objektbilder, die sich in der Fantasie des Therapeuten bündeln können.[35] In dem Verstehen des Gedichtes von Celan löst die Sprache des Gedichtes in mir als dem Leser oder dem Hörer Stimmungen aus, die ich ganz unwillkürlich zum Wegweiser nehme, um mich den in den Worten schlecht zugänglichen Inhalten zu stellen. Wenn ich mich nur dem Oberflächensinn der Worte zuwende und in der Formulierung «ich grabe mich dir zu» einen Grammatikfehler dingfest mache, habe ich keine Chance, irgendetwas von dem Gedicht zu verstehen, es würde auf diese Weise nur kritisiert und pathologisiert und spräche nicht mehr zu uns.

2.3 Wissen und Archiv

Bleiben wir kurz bei der Gedichtinterpretation, um den nächsten Punkt zu erläutern. Wir haben gesehen, dass das Gedicht sich nur dann erschließt und öffnet, wenn wir bereit sind, die Bezüge, die es enthält, aufzugreifen. Das eine ist, wie bereits geschildert, die Einfühlung, die Bereitschaft, sich ansprechen zu lassen, die eigenen Bilder aufsteigen zu lassen. Darüber hinaus aber braucht es etwas Drittes: Der besonderen Formulierung muss ich nachgehen, es braucht also auch Wissen, um z. B. die tiefe Verwurzelung des Gedichtes in der jüdischen Geschichte verstehen zu können. Wir waren durch die Psalmstruktur und den Parallelismus membrorum darauf gekommen. Die Intertextualität des Gedichtes lässt sich nur erfassen durch Kenntnisse, die mir nicht einfach zur Verfügung stehen müssen, denen ich aber nachgehen kann. Genauso gehört es zu meiner Aufgabe als Therapeut in der psychoanalytischen Psychosentherapie, die Bilder, die unsere Patienten sprachlich benutzen oder die sie leibhaftig inszenieren, wissend zu verstehen.

Ein klinisches Beispiel: Frau B hat das Gefühl, dass eine ganz kalte, eiserne Stange in ihrem Körper steckt, die sie ständig spürt. Sie hört die Stimme ihrer Stiefschwester, die ihr immer Vorwürfe macht. Sie hat ein Schuldgefühl und muss sich ständig bestrafen für die Schuld, die mit der eisernen Stange verbunden ist. Sie glaubt, dass die Nachbarn sie verfolgen und mit Kameras und Laserstrahlen überwachen. Dadurch, so sagt sie, muss sie ihr «Intimstes» offenbaren. Den Kern des psychotischen Erlebens bildet in diesem Beispiel ein eindringendes, im eigenen Körper festgesetztes Objekt. Es stellt sich im weiteren Gespräch heraus, dass Frau B die Eisenstange in der Scheide lokalisiert, jedenfalls am Anfang ihres Leidens, dort ist sie unentwegten Schmerzen ausgesetzt. Dieses Objekt ist sexualisiert. Wir können den Konkretismus in seiner emotionalen Qualität an uns heranlassen, wenn wir ihn in eine metaphorische Ausdrucksmöglichkeit, in ein lyrisches Bild, zurückverwandeln. Dann werden wir von einem Bild getroffen, nämlich dass nicht etwas Warmes oder Liebevolles in das Genitale eingeführt wird, sondern etwas Kaltes, Starres und Gewaltsames. Offensichtlich zeigt uns Frau B, wie Sexualität mit Gewalt und Schuld assoziiert ist.

In der lebensgeschichtlichen Schilderung finden wir Verstehenshilfen, um Äußerungen entziffern zu können, die ohne den Kontext nicht leicht zu erschließen sind. So sind die

Geschichte eines Missbrauchs und die Unmöglichkeit, ihn je verarbeiten zu können, der biographische Schlüssel zu dieser psychotischen Bildlichkeit. Oft genug mag es uns scheinen, als seien im psychotischen Erleben allein privatsprachliche Symbole verwendet worden, die sich nicht unserem Verständnis öffnen. Bereits aber Ludwig Wittgenstein hat darauf hingewiesen, dass es eine Privatsprache eigentlich nicht gibt. In jedem Fall können wir uns auf die Suche nach den Horizonten begeben, die die Bilder in der psychotischen Sprache umschließen, und vielleicht werden wir erst nach langem Suchen fündig. Daher brauchen wir, um Wissen für das Verstehen einzusetzen, die Haltung, die ich als die Haltung des Archivars beschreiben möchte: Oft müssen wir uns lange Zeit nur merken, was der psychotisch erlebende Mensch uns mitteilt, auch wenn wir noch nirgendwo einen Anhalt für die Einordnung des Gehörten finden.

Ein weiteres klinisches Beispiel: Frau C kommt wegen einer paranoiden Schizophrenie in die Klinik. Sie spricht in den ersten Gesprächen geordnet mit mir. Als ich wegen einer temporären Baumaßnahme das Zimmer mit einem anderen vertauschen muss, wird sie im ersten Gespräch in den neuen Räumlichkeiten nach wenigen Minuten inkohärent, diese Auflösung der Gedanken wiederholt sich in den folgenden Gesprächen, und es braucht einige Zeit, bis ich den Zusammenhang überhaupt verstehe: Ich lerne, dass die bloße Feststellung einer Verschlechterung des Gesundheitszustandes der Patientin an ihrem Befinden vorbeigeht. Sie hat sich nicht einfach überall und immer verschlechtert, vielmehr entwickelt sie Halluzinationen und eine Sprachverwirrung immer dann, wenn sie zu mir in den ungewohnten Raum eintritt. Noch viel länger dauert es, bis wir herausfinden, dass der dort ausgelegte orientalische Webteppich etwas in ihr auslöst, eine Reminiszenz ans Arbeitszimmer der Mutter, in das sie gegangen ist, um sich strafen und züchtigen zu lassen. Mein Zimmer ist nun nicht mehr Schutzraum, sondern Ort von Qualen, der Teppich löst Bilder aus und mobilisiert Erfahrungsfragmente, die sich in dem Moment nicht integrieren lassen, die aber doch eine Form der Erinnerung darstellen, die Frau C mit mir teilt, und die es uns erlauben, die biografische Arbeit zu vertiefen.

2.4 Respekt und Engagement

In der Literaturwissenschaft wird das Verhältnis zwischen Text und Leser wichtig genommen und untersucht: Wie wirkt das Gedicht Celans auf mich als den Leser des Gedichtes? Wodurch erzielt das Gedicht seine Wirkungen? Was bestimmt meine Rezeption, was kann ich wahrnehmen, was aber auch nicht? Vorausgesetzt werden kann freilich, dass ich ein Gedicht als Gedicht nehme und dass ich als Leser zu diesem Gedicht in ein Verhältnis trete. Ich lese ein Buch von Celan, ich habe es in Buchstaben vor mir liegen, die lesbar sind, ich weiß, dass es einen Autor gegeben hat, der Paul Celan heißt, und ich kann mich um die Entstehungsgeschichte kümmern. So ist die Leseerfahrung trianguliert. Es gibt ein Dreieck zwischen Text – Textrezeption – Interpretation. Dieses trianguläre Verhältnis setzen wir ja in jeder Psychoanalyse ebenfalls voraus, eine therapeutische Ich-Spaltung müssen beide, der Analysand auf der Couch und der Therapeut hinter der Couch, leisten. Im psychotischen Erleben aber ist diese Struktur nicht voraussetzbar. Jacques Lacan hat in seiner bemerkenswerten Konzeption der psychotischen Struktur dargelegt, dass in dem psychotischen Erleben die Differenz, der Abstand zwischen dem Imaginären, dem Symbolischen und dem Realen, das Spannungsverhältnis zwischen den drei Größen, wegfällt. Wenn dies aber geschieht, wenn dadurch z. B. das imaginäre Objekt zur Welt wird, dann fehlt jede Relativierung, im Guten wie im Schlechten, die Selbst- und Objektvorstellung entgrenzen sich. Die Folgen für die psychoanalytische Haltung interessieren uns hier. Was der Analytiker sagt, wird also vom Patienten nicht verstanden als ein Versuch, in den Äußerungen, die imaginär bleiben, einen Sinn und eine Struktur und ein Drittes einzuführen, sondern notgedrungen als Machtkampf. Das Wort ist da nicht Deutung, sondern Projektil oder Übergriff oder narzisstische Aufblähung, was auch immer. Die Konsequenz daraus ist, dass der Therapeut sich als jemand, der eine therapeutisch deutende Funktion übernimmt, immer neu situieren muss. Seine Position, einen kreativen Raum für die Sinnsuche zu eröffnen, bleibt immer prekär. Seine Präsenz kann dadurch als übermächtig erlebt werden, wenn er etwas sagt, er kann im Schweigen aber als ablehnend und feindlich oder als verschwunden erlebt werden. Von Stavros Mentzos wurde als psychotisches Grunddilemma der Verlust des Selbst durch Fusion mit dem Objekt oder durch eine Objektlosigkeit, indem man nicht mehr gesehen wird, beschrieben.[36] Gaetano Benedetti beschreibt mit anderen Worten eine ähnliche Grunderfahrung: «Dieses Selbst (das psychotische Erleben im Menschen) kann deshalb nicht anders, als jede Form von Beziehung zu fürchten, auch wenn aus ihr die einzige Möglichkeit zu Existenz resultiert. Ich kenne im menschlichen Leben kein tragischeres Dilemma als dieses»[37]. Dieses Dilemma prägt, wie jede andere, auch die therapeutische Beziehung. Der denkende und deutende Psychoanalytiker kann also für den Patienten zu einem Risiko werden. Es gilt möglicherweise in besonderer Weise, wenn die Deutung gleichsam – und ich wähle die Formulierung bewusst – ins Schwarze trifft. Dieses Bild entstammt dem Scheibenschießen, und so wird es vielleicht auch erlebt, wenn das Symptom durch Deutung infrage gestellt wird, so kann es sein, dass der Abstand, den das Symptom wahrt, weggenommen oder «geraubt» wird. Vielleicht ist auch im Symptom alle Widerständigkeit, alle Subjektivität des Patienten verdichtet, dann wird die Deutung als ein Angriff gegen das Selbst verstanden. Außerdem kann sie, gerade wenn sie empathisch auf den Patienten eingeht, eine Nähe herstellen, deren der Patient sich nicht gewachsen fühlt und gegen die er dann notgedrungen noch mehr Widerstand aktivieren muss.

Für die psychoanalytische Haltung der Psychosentherapie ergibt sich daraus nicht eine neue Faustregel, aber doch die Aufforderung, dieses existenzielle Dilemma stets im Bewusstsein zu bewahren und das Gleichgewicht von «Respekt und Engagement»[38] immer neu herzustellen, also auf der einen Seite den psychotisch erlebenden Menschen so nahe zu kommen im Verstehen, wie es möglich ist, und ihm eine Beziehung anzubieten, auf der anderen Seite aber auch zu berücksichtigen, dass gerade dieses Beziehungsangebot selbst zu einer Gefahr und einem hohen Risiko werden kann.

2.4.1 Kasuistische Vignette

Frau D hat einen malignen Tumor. Die Ärzte sind in Sorge und wollen sie dazu bringen, den Tumor behandeln zu lassen. Frau D entwickelt gegen diese «Hilfestellungen» eine unbedingte und wahnhafte Haltung, dass jede Hilfe unsinnig sei, dass sie nicht krank sei, sie sei vielmehr der Spross königlicher Eltern und habe eine riesengroße Macht. Die Zeit verstreicht, die Gefährdung durch den Tumor wird grösser und die Haltung der Therapeuten und Ärzte energischer und drängend fürsorglicher. Sie haben damit keinen Erfolg. Erst als Frau D diese reale Beeinflussung ein wenig abschütteln kann, weil die behandelnden Therapeuten aufgeben, kann sie erwägen, sich überhaupt an diagnostischen und therapeutischen Maßnahmen weiterhin zu beteiligen. Der Wahn stellt sich nicht einfach gegen die objektive Gegebenheit der malignen Erkrankung. Er wird vielmehr mobilisiert gegen die allzu engagierten und daher eindringenden Objekte. Nicht der Tumor ist unmittelbar das Problem der Patientin, sondern die Abgrenzung. Sie kann dann erst wieder über das Malignom in irgendeiner Weise nachdenken, wenn sie ihren Standpunkt gegenüber den intrusiven Objekten gefunden hat.

Sehr schwer – und der Fall von Frau D zeigt es in besonderer Schärfe – kann es uns als Therapeuten fallen, die Heilungsabsicht, die Suche nach einer Besserung zu relativieren und selbstreflexiv zurückzunehmen. Psychotisches Erleben ist in den «Todeslandschaften der Seele» situiert, wie Benedetti schreibt. Es drückt die «negative Existenz» aus, in der der psychotisch erlebende Mensch sich befindet. Das Leiden darin ist u. U. enorm groß. Der Wunsch, oft materialisiert in der Erwartung gegenüber der psychopharmakologischen Behandlung, es möge sich schnell glätten und beruhigen, also dem Wunsch, das Symptom zu beseitigen, muss sich der Respekt gegenüber dem Symptom als einen Rückzugsort des Subjektes gegenüberstellen. Solange die Person des Kranken vor allem im Symptom ihre Wahrheit verdichtet, wird es nicht sinnvoll sein, das Symptom zu beseitigen, in welcher Form auch immer, weil die Subjektivität dadurch beschädigt würde. So gehört es zur psychoanalytischen Haltung in der Psychosentherapie, zwischen therapeutischem Engagement und Respekt vor der in der Krankheit aufscheinenden, nicht anders zu vermittelnden Subjektivität eine Balance zu finden, eine Balance zwischen Heilen und Lassen.

2.5 Negativität und Destruktivität

In der Begegnung mit psychotisch erlebenden Menschen stellt sich die Frage nach der Qualität des Negativen, der Zerstörung und des Verlusts in besonderer Schärfe. Sowohl Mentzos, der die Funktionalität psychotischer Symptome in den Vordergrund seiner Konzepte rückt und sie als Abwehrleistungen würdigt, also auch Benedetti, dessen wesentliche psychotherapeutische Konzepte in der Psychosentherapie durch die Begriffe «Positivierung» oder «progressive Psychopathologie» gekennzeichnet sind, sehen die produktive Leistung des psychotisch erlebenden Subjektes, und diese Perspektive ist mir selbst ausgesprochen wichtig. Auch dort, wo dieses seinem Erleben passiv ausgeliefert erscheint oder wo das psychotische Erleben als Symptom zu einem Stillstand der Entwicklung führt, wo die Lebensbewältigung in schwerster Weise behindert oder verunmöglicht wird, mag eine positive Leistung der Persönlichkeit darin gesehen werden. Ich selbst habe mich mit Formen der Negativität in den letzten Jahren ausführlich befasst[39] und auch gerade im Verstummen, in der negativen Halluzination der «weißen Psychosen» etwa, eine Dynamik am Werk gesehen, die ich mit dem Paradox einer sinnvollen Zerstörung von Sinn beschrieben habe. Aber es fragt sich, wie weit diese Positivierung reichen darf. Der von W. R. Bion beschriebene «Angriff auf psychische Verbindungen»[40] kann Abwehrfunktion haben, aber er kann eben auch einem tief verwurzelten, nicht aufzuhaltenden, lustvollen Zerstörungstrieb geschuldet sein. Es ist sehr schwer, zwischen den beiden Alternativen eine Grenze zu ziehen. So stellt sich uns in der Therapie immer wieder die Frage: Sind wir konfrontiert mit den Äußerungsformen des Patienten als Ausdruck einer Schutzfunktion, als Ausdruck sich bewahrender Subjektivität, die es also therapeutisch vielleicht nicht unbedingt zu bewahren, aber doch zu validieren gilt? Oder ist es gerade umgekehrt unsere Aufgabe, den psychotisch erlebenden Menschen gegen innere Zerstörungskräfte aktiv zu schützen? Ich kenne auch hier keine Regeln, die es erlaubten, eine einfache Lösung zu finden.

Kehren wir einen Moment zu Frau D zurück und erläutern an ihrem Beispiel, wie schwierig die Differenzierung sein kann. Ich hatte die wahnhafte Verkennung des Krankseins in ihrer intersubjektiven Schutzfunktion beschrieben. Zugleich hat der Wahn eine offensichtliche, real zerstörerische Kehrseite: Onkologisch unbehandelt stirbt die Patientin (möglicherweise unter der Behandlung auch!), und es stellt sich zwingend die Frage, inwieweit der Wahn einen Umweg zum Suizid schafft.

2.6 Zeugnis ablegen

Es gibt eine andere Grenze der Positivierung, die ich als Psychoanalytiker in meine Haltung integrieren muss, mit der ich also selber rechnen muss. Die Grenze der Positivierung ist auch dort erreicht, wo es nicht mehr möglich ist, die Lebensverhältnisse des Patienten wirksam zu verbessern oder ihm die Last des in der Vergangenheit Erlebten zu nehmen. Aber mit dieser Feststellung muss nicht Resignation oder das Ende der therapeutischen Aufgabe verbunden sein. Halten wir uns kurz vor Augen, wie Vergangenheit repräsentiert wird. Paul Ricoeur hat drei Formen unterschieden, in denen Vergangenheit bei jedem Menschen präsent ist.[41] Er nennt sie Ikon, Spur und Zeugnis. Ikon ist das Abbild, die bildliche Darstellung: Ich zeichne die Katze, die ich hatte und die ich nun vermisse. Spur ist der Hinweis auf eine Gegenwart: Ich weise darauf hin, dass sich hier im Sand ein Abdruck der Katzenpfote findet, der gestern noch nicht da war. Oft genug ist es nicht möglich, das Bild der Vergangenheit in den Therapiemomenten der Gegenwart zu spiegeln und zu reflektieren – so ließe sich die Erinnerungsform des Bildes, des Ikon, umschreiben – oder den Spuren des Vergangenen in der Gegenwart wirksam nachzugehen. Oft bleibt uns dann nichts weiter als die dritte Form des Vergangenheitsbezugs, das Zeugnis, das gleichwohl so wichtig ist. Zeugnis ablegen über den nicht wieder zu korrigierenden Zusammenbruch, in einem gemeinsamen Eindenken, im Versuch, das zu beschreiben oder vielleicht auch nur zu umschreiben, das aus den Erfahrungswelten dauerhaft ausgeklammert werden muss, weil die katastrophische Dimension des Erlebten dieses nicht wirklich zu integrieren erlaubte. Es mag das Bemühen immer wieder scheitern, das zu ertragen und das in die symbolische Ordnung zu integrieren, was aus ihr verworfen, eliminiert, werden musste und das sich immer neu der Integration widersetzt. Dennoch wächst auch dort, gleichsam als schwache Hoffnung, ein Ring, ein Ring der Solidarität, die auch eine Solidarität im Scheitern sein kann, wie Celan in seinem Gedicht beschreibt. Wenn aber der «Graphismus des Schmerzes» aufgeschrieben werden kann, wenn der Schmerz auf diese Weise sichtbar wird, dann ist möglicherweise auch dadurch eine Existenz gesichert, ein Weiterleben, ein Wachsen auf einem ganz schütteren Boden.

3 Zürich. Zum Storchen

Ringförmig soll an den Anfang angeknüpft werden, ich beende daher dieses Kapitel mit Paul Celan und einem anderen Gedicht aus seiner Feder; für mich, der ich in der Schweiz lebe, wenn auch in Basel, ist es naheliegend, das Gedicht «Zürich. Zum Storchen» zu wählen.

Vom Zuviel war die Rede, vom
Zuwenig. Von Du
und Aber-Du, von
der Trübung durch Helles, von
Jüdischem, von
deinem Gott.
Da-
von.
Am Tag einer Himmelfahrt, das
Münster stand drüben, es kam
mit einigem Gold übers Wasser.
Von deinem Gott war die Rede, ich sprach
gegen ihn, ich
ließ das Herz, das ich hatte,
hoffen:
auf
sein höchstes, umröcheltes, sein
haderndes Wort –
Dein Aug sah mir zu, sah hinweg,
dein Mund
sprach sich dem Aug zu, ich hörte:
Wir
wissen ja nicht, weißt du,
wir
wissen ja nicht,
was
gilt.[42]

Wie konkret bezogen auf eine Begegnung ist das Gedicht! Es antwortet auf ein Treffen 1960, zu Himmelfahrt in Zürich, im Hotel Storchen, das an der Limmat liegt. Die jüdische und der Naziverfolgung so schwer ausgesetzte Dichterin Nelly Sachs, die in Schweden lebt und die bald nach den Tagen mit Celan und nach der Rückkehr nach Schweden in eine psychiatrische Anstalt eingeliefert werden wird, bietet Celan rasch das Du an, sie reden über Migration, Exil, Glauben. Sie reden davon, wie viel Antisemitismus noch 1960 in Deutschland herrscht, davon, dass auch ein Preis (Sachs erhält einen Literaturpreis und kommt deshalb zum ersten Mal von Schweden nach Deutschland und Mitteleuropa) eine Kehrseite hat – die Deutschen wollen beweisen, dass sie doch nichts gegen Juden haben (ist so die «Trübung durch Helles» zu verstehen?).

Eingebettet in die konkrete Situation des historischen Augenblicks erschließt sich der Inhalt. Und doch: Wie weit entfernt ist die Information, dass zwei hochsensible, leidende und misstrauische Menschen sich duzen, von den wenigen Worten, die das Gedicht nutzt: «Vom Zuviel war die Rede, vom Zuwenig. Von Du und Aber-Du» – ist auch die Beziehung zwischen beiden einerseits zu wenig, andererseits zu viel? Dem Du steht ein Aber-Du entgegen – oder steigert das Aber-Du noch das einfache Du? Welches Gewicht erhält das auf zwei Zeilen verteilte «Da/von»? Es bezieht sich nicht mehr bloß auf die Inhalte, von denen das Gespräch handelt, sondern lässt Flucht und Abstand, das Davongehen, mit anklingen.

«Wir/wissen ja nicht, weißt du,/wir/wissen ja nicht,/was/gilt» – können wir nicht diesen Satz für uns übernehmen? So geht es uns in der Psychosentherapie: Wir stellen uns dem Patienten und bilden ein «wir». Wir sprechen ihn an («weisst Du»), er weiß, ohne es sagen zu können, was ihn betrifft, wir wissen es nicht. Aber was gilt, was Halt gibt, was verlässlich ist von den Aussagen und Haltungen anderer, das weiß er nicht. Wissen wir es, können wir es mitteilen?

Sprache des Traumas, Trauma der Sprache

Einleitung

Der Titel des Kapitels betont bereits die beiden wichtigen Anliegen, die ich mit ihm verbinde. Ich will zum einen zeigen, wie traumatische Erfahrungen die Sprache im weitesten Sinn, das Denken, die Verfügung über die eigenen Gedanken und Intentionen verändern und beeinträchtigen. Das ist das Trauma, das sich auf die Sprache auswirkt, das Trauma der Sprache. Zugleich aber will ich zeigen, dass es gleichwohl eine Sprache des Traumas gibt. Wir wären als Psychoanalytiker sonst gegenüber den traumatischen Erfahrungen machtlos. Aber das sind wir nicht, wie wir alle aus unseren therapeutischen Erfahrungen wissen. Wir können Traumatisierungen erkennen, weil sie sich anzeigen, sich ausdrücken, und wir können an ihnen arbeiten. Traumatische Erfahrungen sind daher zwar unter Umständen ohne einen semantischen Gehalt, aber nicht ohne Repräsentation. Die Rede von «mental states without representation»[43], von nicht repräsentierten psychischen Erfahrungen greift zu kurz. Psychotisch erlebende oder psychosomatisch antwortende Menschen ebenso wie traumatisierte Patienten sind zwar in ihrer Welt der Repräsentationen beeinträchtigt, und das nicht nur in ihrer bewusstseinsfähigen Welterfassung, sondern auch in ihren unbewussten Erlebniswelten, weil die psychischen Verbindungen blockiert oder aufgehoben sind, damit auch die Kontinuität bewusster und unbewusster Erfahrung. Aber das bedeutet nicht, dass sie keine Erfahrungen repräsentieren und diese nicht mitteilen könnten. Wir müssen freilich den Horizont erweitern und nicht nur mit einem «dritten Ohr» hören, also dem Hörgerät, das seit Theodor Reik ins Unbewusste hineinzuhören erlaubt[44], sondern gleichsam mit einem «vierten Ohr», das es uns erlaubt, in den Bereich der Negativität vorzudringen, mit einem vierten Ohr, das auf das zu hören erlaubt, das nicht mehr aus Tönen besteht, sondern aus Schweigen, aus Stille, aus der Abwesenheit eines Lautes, mit anderen Worten: das auch die Abschottung und sogar die Zerstörung von Erfahrung als Darstellung, als Repräsentation versteht und das Repräsentation nicht mehr auf den Einzelnen beschränkt, sondern als intersubjektiven Prozess ernst nimmt.

Wo im Trauma die Sprache versagt und wo es gleichwohl spricht, das wird nun darzustellen sein. Ich werde die Komplexität des Themas reduzieren und in aufeinanderfolgenden Schritten Aspekte der Sprache des Traumas darstellen. Sie beleuchten folgende Dimensionen: zunächst kurz die psychoökonomische Perspektive, dann ausführlicher die semiotische oder zeichentheoretische Ebene, drittens die Zeitlichkeit des Traumas und schließlich viertens die Intersubjektivität. Damit anschaulich bleibt, was ich darstellen will, werde ich zwei aktuelle kasuistische Vignetten einfügen. Abschließend werde ich in einem fünften und letzten Teil kurz auf die Sprache des Traumas in der Traumaverarbeitung eingehen, die zugleich die Therapie anleiten kann.

1 Psychoökonomische Perspektive

Kasuistische Vignette 1

Herr E kommt in die Therapie wegen Schlafstörungen und beruflicher Überlastung. Bislang wurde er nie behandelt, er ist immer mit sich selbst klargekommen, hat sich wenig anmerken lassen. Aber nun macht es ihm nun doch etwas aus, dass er von seinen Vorgesetzten nicht gesehen wird, er fühlt sich von dem neuen Chef, der ihm zusätzliche Aufgaben überträgt, überfordert und nicht gesehen. Im therapeutischen Gespräch mit mir behält Herr E die Kontrolle und das Heft in der Hand, er hält sich im Ausdruck der durchaus spürbaren Affekte sehr zurück. Er berichtet, dass er verheiratet und kinderlos ist, seine Frau und er selbst lebten sehr selbstständig seit über zwanzig Jahren zusammen, jeder gehe seinen beruflichen und privaten Interessen nach, man verstehe sich gut. Mir ist Herr E sympathisch, ein attraktiver Mann um die 45 Jahre, sportlich, intelligent – aber ich fühle mich als Therapeut überflüssig. Erst gegen Ende werde ich aufmerksam und kann ahnen, was Herrn E bewegt: Vor fünf Jahren hat er die Diagnose eines Hodenkarzinoms erhalten. Wie mit allem anderen ist er gut mit der Strahlentherapie und den Kontrollen fertiggeworden. Als ich nachfrage, wer ihn denn während dieser Zeit gesehen, beachtet, umsorgt habe: Ja, es könne sein, dass seine Frau mit diesem Leid nicht viel hätte anfangen können, sie sei sehr aktiv gewesen in der Behandlungsplanung, fast ein wenig ungehalten über die schlechte Nachricht, ja, vielleicht habe da ein wenig gefehlt. Mich selbst alarmiert die Mitteilung, ich erschrecke, denke an die Kinderlosigkeit und frage mich, ob sie mit der Diagnose zu tun hat.

Soweit die kurze Zusammenfassung. Herrn E haben vor fünf Jahren nicht nur die eigenen Worte, sondern auch die

Ansprache gefehlt, um die ein zufriedenes Leben infrage stellende Diagnose und die mit ihr verbundene Lebensbedrohung zu bearbeiten. Die psychoökonomische Perspektive auf ein Trauma, gleichsam dessen Definition, besagt, dass das Trauma ein vitales Diskrepanzerleben zwischen Ereignis und Verarbeitungsmöglichkeit ist.[45] Für die psychische Ökonomie ist entscheidend, wie stark die Belastung einerseits und wie groß andererseits die Kapazität der Verarbeitung ist. Zu diesem zweiten Gesichtspunkt trägt die operationale psychodynamische Diagnostik (Arbeitskreis OPD 2014) durch den Begriff der Struktur, also des Funktionsniveaus der Persönlichkeit, bei, zu dem die Möglichkeit zählt, Erfahrungen, vor allem affektive Erlebnisse, zu repräsentieren und über einen intrapsychischen Raum zu verfügen.

Bei Herrn E bleibt die Diagnose eines Malignoms unverarbeitet. Sie wird allein technisch-rational bewältigt. Allerdings kommt das Trauma wieder, nachträglich, und diese Zweizeitigkeit ist entscheidend: Das ärgerliche und belastende, aber vergleichsweise harmlose Ereignis der Gegenwart, die Zumutungen im Betrieb werden in spezifischer Weise aufgeladen: Durch die mangelnde Anteilnahme und Rücksicht des Chefs spürt Herr E erstmals (ich betone: erstmals) und fünf Jahre verspätet, was er gebraucht hätte, damals von seiner Frau, von sich selbst, um sich nicht verlassen zu fühlen, und heute vom Therapeuten.

2 Die semiotische oder zeichentheoretische Perspektive

Was nun bedeutet es, wenn soeben betont wurde, dass die Diagnose unverarbeitet bleibe? Denken heißt verbinden. Unbewusste wie bewusste Repräsentationen sind miteinander vernetzt; auf dieser Tatsache bauen die Grundregeln der

Psychoanalyse, freie Assoziation und gleichschwebende Aufmerksamkeit, auf. Repräsentation meint immer auch eine Eingliederung in Repräsentationsstrukturen. Laub und Auerhahn, die sich in besonderer Weise der Traumatisierung von Holocaustüberlebenden und der Traumaweitergabe an die nächste Generation gewidmet haben, weisen darauf hin, dass das englische Wort für Erinnerung «remembrance» lautet, was ja wörtlich Wiedereingliederung heißt[46], «membrum» ist das Glied.

Welche Voraussetzungen muss ein Repräsentationssystem erfüllen, damit in ihm die Elemente gleiten und sich verbinden können? Die Semiotik, die Wissenschaft von den Zeichen, kann einer psychoanalytischen Repräsentationstheorie zur Hilfe kommen. Vollständige Zeichen weisen – gemäß der pragmatischen Zeichentheorie von Ch. S. Peirce – eine trianguläre Struktur auf.[47] Es gibt einen Repräsentanten, einen Zeichenträger, z. B. ein Sprachzeichen, das sich auf ein Objekt, einen Gegenstand bezieht («Ich höre die Hörsaaltür schlagen»). Gegenstand können die unmittelbar durch das Zeichen erwirkten Vorstellungen sein («Da hat jemand den Raum verlassen») oder die dynamischen Objekte, die sich dieser Bezeichnung auch immer wieder entziehen und widerständig bleiben («Vielleicht waren es mehrere, die hinausgegangen sind»). Zeichenträger und Objekt werden durch den Interpretanten zusammengehalten, der – die aktivische Formulierung könnte es nahelegen – kein Mensch ist, sondern ein Interpretations- oder Deutungsschema oder Code, und zwar erneut in dreifacher Hinsicht: *unmittelbar* als Gefühl («Ich fühle mich abgelehnt»), *dynamisch* im Handlungsablauf («Einer nach dem anderen geht, um mir seine Ablehnung zu zeigen») und schließlich *logisch*, in der Form eines Argumentes («Sie gehen und lehnen mich ab, weil mein Vortrag schlecht ist»). Der Interpretant ist seinerseits ein Zeichensystem, das für die Vorstellungen einen Rahmen abgibt und durch andere Zeichen weiter und erneut interpretiert werden kann. Ein neuer Interpretant könnte so lauten: «Ich habe zu hohe Ansprüche an mich, daher unterstelle ich anderen eine sehr kritische Haltung. Es gibt andere Gründe, um den Raum zu verlassen.» Er ermöglicht es mir leichter, die Angst zu überwinden und mit dem Vortrag fortzufahren. Es ist leicht erkennbar: So ergibt sich die unendliche Semiose, die Möglichkeit zur offenen Neuinterpretation von Erfahrungen: Ein Zeichen interpretiert das andere in einer nicht endenden Reihe von Signifikationen.[48]

Die Ausgangsfrage hieß: Welche Voraussetzungen muss ein Repräsentationssystem erfüllen, damit in ihm die Elemente gleiten und sich verbinden können? Die Antwort lautet: Auf allen Ebenen müssen Zeichen in ihrer triadischen Funktion einsetzbar und dank der triadischen Struktur flexibel sein. Der Interpretant wird gebraucht, um Zeichen und Objekt zu verbinden. Die trianguläre Struktur der Interpretanten selbst ermöglicht es, zwischen gefühlsbedingten, handlungs- und interaktionsabhängigen und logisch-verstehenden Auslegungen zu wechseln. Die unendliche Semiose garantiert, dass ein Auslegungsmuster durch ein anderes gerahmt, dass es durch eine neue Auslegung geändert werden kann.

Durch die Traumatisierung geht nun die trianguläre Dynamik der beschriebenen semiotischen Strukturen verloren. Dies gilt wohlgemerkt für bewusste wie auch für unbewusste Repräsentationen. Sie werden anders repräsentiert, sie verlieren die soeben beschriebene trianguläre Struktur.

- Wenn – wie gut bekannt – Bion von Beta-Elementen spricht, von psychisch unverdauten «Dingen an sich»[49], so handelt es sich dabei um den Verlust der Interpretanten für die Gegenstände der Erfahrung.
- Wenn Hannah Segal in ihrer klassischen Arbeit über die Symbolfunktion eine «symbolische Gleichsetzung»

zwischen Zeichen und Wirklichkeit für traumatische Erfahrung ansetzt[50], so kann dies im Kontext der peirceschen Semiotik heißen, dass Zeichenträger und Objekt nicht mehr unterschieden werden. Peter Fonagy übrigens nennt das gleiche Phänomen «psychische Äquivalenz»[51]; sie kennzeichne, so Fonagy, die psychische Entwicklung des 2. bis 4. Lebensjahrs, auf die zu regredieren Traumatisierungen zwingen.

- Ilse Gubrich-Simitis' Ansatz eines Verlustes der Metaphernfunktion im Konkretismus[52] lässt sich semiotisch so verstehen: Metaphern sind Zeichenträger, die im Verhältnis zu ihrem Gegenstand Freiheitsgrade einführen, etwa wenn eine abstrakte Vorstellung sich mit affekt- und körpernahen Bildern verbindet. Metaphern dienen so der Verweisung, sind durch sie definiert. Sie entsprechen den Zeichenträgern, die Peirce eigentliche Symbole nennt, im Unterschied zu Icons, die eins zu eins abbilden, oder Indices, die konkret auf etwas zeigen oder verweisen. Wenn ich sage: «Sie müssen als meine Zuhörenden viel schwierige Konzepte schlucken», verbinden diese die abstrakte Formulierung, dass sie mir zuhören, sogleich mit einer Gefühlsqualität. Die Information reichert sich an, sie stimuliert weitere Interpretanten. Wenn sie nicht metaphorisch, sondern nur noch konkret hören könnten, dann fingen sie nun an, Schluckbewegungen zu machen.

In allen Fällen führt die traumatische Erfahrung zur Zerstörung der triadischen Zeichenwelt. Die Folgen lassen sich so zusammenfassen:

- Die unvollständigen Zeichen erhalten, wenn sie nicht ins Verhältnis zu anderen gesetzt oder durch andere ersetzt werden können, wenn sie dekontextualisiert

werden, einen bedrängenden Wirklichkeitscharakter, sie drängen sich auf, sind abstandslose Tatsachen, scheinbar nackte Tatsachen, die nicht mehr mit immer neuen Worten zu umhüllen sind.
- Die unvollständigen Zeichen stehen, wenn sie nicht ins Verhältnis zu anderen gesetzt werden können, für sich, sie verweisen nicht mehr auf andere Zeichen. Die repräsentativen Vernetzungen sind unterbrochen.

3 Die zeittheoretische Perspektive

Psychoanalytische Erkenntnis gestaltet sich in der und durch die Zeit. Die freie Assoziation ist ein Prozess in der Zeit: Ein Wort gibt das andere, die gleichschwebende Aufmerksamkeit kann sich hierhin und dorthin richten; sie bleibt dem Prozess überlassen, der ein Prozess in der Zeit ist: Ein Einfall folgt dem anderen, und so umkreisen die ins Bewusstsein dringenden Einfälle Erfahrungsbereiche, die bisher nicht beschreibbar gewesen sind. Ein Trauma nun stellt die Zeit still, wenn es in Repräsentationsfunktionen eingreift. Dekontextualisierte Erfahrungen verlieren ihren zeitlichen Zusammenhang: Das subjektive Zeiterleben, das durch das Zusammenspiel der Mobilisierung vergangener Erfahrungen und der Zukunftserwartungen in der Gegenwart geprägt ist, bricht zusammen. Das Zeiterleben fragmentiert.[53] Freud hat traumatische Erfahrung «jenseits des Lustprinzips»[54] angesiedelt, letztendlich als Ausdruck eines Todestriebes, der die Wiederherstellung einer ursprünglichen Konstanz anstrebt, und das heißt ja nichts anderes, als dass er die Zeit stillstellt. Wenn schon der Wiederholungszwang in jedem neurotischen Konflikt dem Lustprinzip widerstreitet, dann umso mehr die Wiederkehr traumatischer Erfahrung. Der Wiederholungszwang im neurotischen Konflikt führt zu einer immer neuen Auflage vergleichbarer Beziehungsmuster und Erlebnisweisen, aber mit jeder Neuauflage wird neu konstelliert und abgewandelt, was erfahren worden ist, in einer Art variierender Wiederholung, wie wir sie aus der Durchführung musikalischer Themen kennen. Die Wiederholung traumatischer Ereignisse in intrusiven Erfahrungen, etwa im Flashback, hingegen holt nichts wieder, sondern lässt ein repetitives Muster hereinbrechender Repräsentation wiederkehren, die die beschriebene Dynamik der Neubearbeitung von Repräsentationen gerade stilllegt. Gleichwohl hat auch diese Wiederkehr einen Zweck, ein Ziel, nämlich dass es endlich gelingen möge, die Fragmente zusammenzufügen. Die Wiederholung des Traumas hat Signalcharakter[55] und ist ein kommunikatives Signal, Ausdruck der Suche nach einem Ort, an dem die grenzüberschreitende, hereinbrechende Erfahrung doch noch bearbeitet werden könnte.

Ein erschütterndes Beispiel soll für viele stehen. Nur noch wenig Zeit verbleibt uns, mit den Zeitzeugen des Holocaust sprechen zu können. Ein Überlebender des Warschauer Ghettos, Bronislaw Erlich, musste als Jugendlicher mit 16 Jahren seine Eltern im Ghetto zurücklassen, um die Chance, sich selbst zu retten, zu nutzen. Er berichtet[56] davon, dass er seit 77 Jahren in jeder Nacht sich im Traum die Frage stellt: Wo sind die Eltern geblieben? Wann kommen sie zurück? Wer weiß etwas von ihnen? So kehrt für ihn das Entsetzen des Kindes, das den Verlust nicht verarbeiten kann, weil es nicht einmal gesicherte Kenntnis von dem Mord an den Eltern hat, immer wieder. Es kann sich für ihn nicht in eine Erzählung umformen, und dabei wäre das so nötig.

Vignette 1 (ctd)

Bei Herrn E, auf den ich kurz zurückkommen möchte, bleibt der Schrecken der malignen Erkrankung ohne Repräsentation, eine kognitiv erlebte Tatsache, aber ohne emotionale Antwort, abgespalten vom Erleben und der Lebensführung. Dank ihrer kann Herr E aber andererseits einigermaßen unbeeinträchtigt weiterleben. Dass das Karzinom medizinisch bewältigt werden kann, dass die Onkologie geeignete Techniken zur Verfügung stellt, dient als ein «protective screen»[57], eine schützende Erzählung, die sich als Ersatz über den stillgelegten Erfahrungsbereich legt und ihn – bildlich gesprochen – überbrückt. Der medizinische Diskurs bietet Herrn E einen Interpretanten an, den er aufgreifen kann. Erst fünf Jahre später kann an geeigneter Stelle der Affekt nachkommen und ganz versteckt, aber spürbar in die Beziehungen einbezogen werden.

In den letzten Jahren befasst sich ein Zweig der neurobiologischen Forschung mit einem immer noch durchaus umstrittenen, aber für unseren Zusammenhang interessanten funktionalen Netzwerk des Gehirns, dem «default network» oder Ruhezustandsnetzwerk. Es verteilt sich über verschiedene Hirnregionen und wird offenbar dann aktiviert, wenn das subjektive Zeiterleben, das beschriebene Zusammenspiel von Vergangenheit, Gegenwart und Zukunft austariert werden soll, wenn sich also die Person, die untersucht wird, mit der Einordnung von Erfahrungen in die eigene Lebensgeschichte befasst oder wenn Zukunftspläne und -vorstellungen entworfen werden. Einige ernst zu nehmende empirische Befunde weisen darauf hin, dass infolge schwerer Traumatisierungen die funktionalen Verbindungen zwischen den im «default network» aktiven Hirnarealen abreißen, und zwar gerade in Ruhezeiten, sodass die Temporalisierung, die Zeiterfahrung stillgestellt wird. Das subjektive Zeiterleben erhielte so eine objektivierbare Basis.[58]

4 Die objektbeziehungspsychologische oder intersubjektive Perspektive

In psychoökonomischer Hinsicht wurde einleitend das Trauma als ein vitales Diskrepanzerleben zwischen Ereignis und Verarbeitungsmöglichkeit definiert. Aus psychoanalytischer Sicht reicht diese auf die Funktionalität des Einzelnen beschränkte Perspektive nicht aus. Denn Verarbeitungsmöglichkeiten haben mit dem Anderen zu tun, sie sind gebunden an die gefühlte Präsenz des «guten inneren Objektes», das als empathischer Vermittler zwischen dem Selbst und der Umwelt wirkt.[59] Diese Vermittlung fällt in der traumatischen Erfahrung fort.

Für einen kurzen Moment kehre ich zum triangulären semiotischen Modell von Ch. S. Peirce zurück. Wir hatten gehört, dass der Interpretant ein Code, keine Person ist. Dennoch ist er mit Personen verbunden. Dass es Formen der Weltauslegung gibt, ist aus psychoanalytischer Perspektive Aufgabe der primären Bezugspersonen, der Mutter, die in der frühen Lebensgeschichte – und später immer wieder, etwa in Lebenskrisen – Interpretationsmöglichkeiten, überhaupt Sprache zur Verfügung stellt und eine Repräsentationskompetenz aufbaut. Was der frühere Andere stellvertretend leistet, wird in die eigene Struktur (als Alpha-Funktion bei Bion, als «epistemisches Vertrauen» in der Mentalisierungstheorie von Fonagy[60]) übernommen.

Welche konkreten Funktionen übernimmt dieser persönliche Interpretant, die «Mutter», die primäre Bezugsperson, in Bezug auf die Repräsentationskompetenz? Wie kann denn die symbolische Ordnung, wie kann Sprache und – was noch etwas anderes ist – die Fähigkeit zu sprechen vermittelt werden? Damit sie es kann, muss die Bezugsperson wirklich Bezugsperson sein, und das heißt psychoanalytisch gesprochen: Sie stellt sich als Objekt des Begehrens, des Sehnens oder Hassens zur

Verfügung, ermöglicht eine Objektbesetzung. Nennen wir sie die Objektfunktion. Aber sie geht nicht in dieser angebotenen Objektbeziehung auf, sondern spannt eine primordiale Triangularität auf. Freud hatte vom «Vater der persönlichen Vorzeit» gesprochen, dem Anderen oder Dritten, vor aller ödipalen Beziehung.[61] Der Andere, der sich vom Objekt unterscheidet, kann, aber muss nicht ein anderer Mensch sein, die Mutter oder eine andere primäre Bezugsperson kann in sich beide Qualitäten vertreten und nicht nur Objekt einer entstehenden Objektbeziehung, sondern auch der Andere sein, der diesen Prozess begleitet. Winnicott hatte, klug vorausdenkend, zwischen Objekt- und Umweltmutter unterschieden. Ich spreche von der Triangulierungsfunktion.

Die primäre Bezugsperson ist – das ist die dritte Funktion – Wort-Trägerin[62], bietet also Worte an für das, was sich in der vor- oder außersprachlichen Welt zeichenhaft ereignet, und führt immer neu eine symbolische Ordnung ein. Entscheidend dabei ist der Umgang mit den Affekten, allen voran mit negativen Affekten, mit Panik, Verzweiflung und Angst, die es zu spüren, anzunehmen und zu verstoffwechseln gilt. Dazu gehört es, Stimmungen aufzunehmen und ernst zu nehmen. Gerade wenn sich der «Filter der Sprache»[63] nicht organisiert und stabilisiert hat, sind Stimmungen als vorzeichenhafte, vorsprachliche Repräsentationen, die das gesamte Zeichensystem gleichsam einfärben, bedeutsam.

Kurz sei an das große mittelalterliche literarische Meisterwerk, Dantes «Göttliche Komödie», erinnert.[64] Der Dichter Dante wird von Vergil bei seiner Reise durch die Unterwelt begleitet, einem Anderen, der zwar durch die Kreise der Hölle führt, aber sich in ihnen nicht verstrickt. Wohlgemerkt, es ist Vergil, also der Inbegriff des sprachmächtigen Begleiters, den Dante sich aussucht, der die Sprache als ein Drittes nicht verliert. Seinen Auftrag beschreibt Vergil so, dass er dem Dichterkollegen Dante, der sich verirrt habe, mit seiner schönen Sprache helfen solle.[65] Und Dante, der Dichter, entgegnet: «Mit deinen Worten hast du [...] mein Herz mit dem Willen zum Aufbruch erfüllt»[66], er stellt sich dem «steilen, wilden Weg» der Höllenfahrt, und so wird der Dichter die Qualen zur Sprache bringen, sie benennen und mit den Geschichten der Gequälten verbinden.

Zu einem Trauma kann eine belastende Erfahrung dann werden, wenn der Andere diese Funktionen einzeln oder in ihrer Gesamtheit nicht mehr gewährleisten kann, wenn sich der Andere als Objekt gar nicht zur Verfügung stellt, also nicht erreichbar ist, gleich der von André Green beschriebenen «toten Mutter»[67], wenn die Affektvermittlung unterbleibt, sodass die erschreckende und erdrückende Erfahrung allein oder gar nicht bewältigt werden muss, wenn die primordiale Triangularität wegfällt und Worte oder Bilder für die Erfahrungen sich nicht bilden können. Dann kann zwischen dem Anderen und der Mutter nicht mehr unterschieden werden, dann wird die Mutter übermächtig, dann entsteht eine Konfusion, indem die Umgebungsmutter mit Qualitäten der Objektmutter ausgestattet wird oder umgekehrt.[68] Traumatisch wird in der Folgezeit jede schwer belastende Erfahrung dann, wenn die beschriebenen Objektfunktionen nicht verinnerlicht werden konnten, wenn es nie oder nicht mehr gelingt, aus dem «containing object» eine Alpha-Funktion zu machen, wenn das transformationelle Objekt[69] nie zur Transformationsfunktion werden konnte, wenn die sichere Bindung nicht zur Fähigkeit zu mentalisieren führen konnte. Dann fehlt angesichts der überwältigenden Gefährdung die Möglichkeit, zurückzugreifen auf die repräsentative Kompetenz, die aus der Beziehungserfahrung erwächst.

Vignette 1 (ctd)

Kehren wir kurz noch einmal zu Herrn E zurück. In der Therapie mit ihm ist es recht bald gut möglich, seine Gefühle des Allein-Gelassenseins zu bearbeiten und sich der großen Bedrohung durch die maligne Erkrankung, deren Schatten noch immer auf seinem Leben lastet, zu stellen. Warum gelingt dies so rasch? Offenbar verfügt er über ausreichend gute innere Objekte, deren Aktivierung in der traumatischen Situation allerdings und nachfolgend über mehrere Jahre blockiert war. Sein Verhältnis zur Mutter war sehr eng gewesen, der Vater wurde zwar ebenfalls als auf den Sohn bezogen, zugleich aber als emotional karg und ausgesprochen fordernd erlebt. Der «Gebrauch des Objektes» war bei Herrn E aber durch eine ungelöste ödipale Verstrickung gleichsam verboten, aber prinzipiell gewährleistet.

Kasuistische Vignette 2

Verlassen wir nun Herrn E und wenden uns Herrn F zu. Zunächst klingt seine Geschichte ähnlich. Er kommt in Therapie, weil er nicht mehr gut schlafen kann, die Sorgen des anspruchsvollen beruflichen Alltags lassen ihn nicht los, er diagnostiziert bei sich selbst ein Burn-out. Bald wird klar, dass die Arbeit vor allem deshalb so anstrengend ist, weil Herr F den Anspruch hat, alle Vorgänge im eigenen Handwerksbetrieb selbst regulieren und kontrollieren zu können. Er setzt kein Vertrauen in die Mitarbeitenden, deshalb kann ihn niemand wirksam vertreten, sodass er entlastet sein könnte. Pausen sind ihm unerträglich; sobald sie den alltäglichen Arbeits- und Lebensrhythmus zu unterbrechen «drohen» (ich benutze eine Formulierung, die Herr F selbst gebraucht). Er hat vorgesorgt und immer Materialien bei sich, die es ihm erlauben, tätig zu bleiben. In seinen privaten Beziehungen ist Herr F sehr verletzbar; er kann enorm enttäuscht reagieren, wenn er als Person sich nicht anerkannt fühlt.

Biografisch sind zwei frühe Traumatisierungen entscheidend. Der jüngere Bruder kommt schwerstbehindert zur Welt und stirbt nach wenigen Jahren. Ihm widmen sich die Eltern während ihrer kurzen Lebensspanne und auch nach ihrem Tod ohne Reserven, für den zweiten Sohn bleibt keine Aufmerksamkeit mehr übrig. Mehr und mehr verstrickt sich die Mutter nach dem Tod des Erstgeborenen in ein wahnhaftes Universum, das der Vater teilt oder zumindest hinnimmt; sie sucht nie eine psychiatrisch-psychotherapeutische Behandlung, und niemand bietet ihr eine an. Nun wird der zweite Sohn, der unter der Vernachlässigung gelitten hatte, wieder besetzt, aber nur als Teil des wahnhaften Universums der Eltern, als Selbst-Objekt, das die Realitätsverzerrungen der Eltern zu teilen und mit ihnen zusammen an der kämpferischen Umwandlung der Realität arbeiten soll. Ein eigenes Leben kann Herr F nur aufbauen, indem er sich im frühen Erwachsenenalter vollständig von den Eltern löst.

Herr F konnte, anders als Herr E, ein tragfähiges inneres Objekt nicht aufbauen, er musste stattdessen mit einem paranoiden inneren Objekt umgehen, von dem er sich immer neu zu distanzieren sucht, das er auch relativieren, sagen wir besser: in Schach halten kann. Überall dort aber, wo er beginnt, Vertrauen zu investieren, wird eine Beziehung unerträglich gefährlich, und er muss sich distanzieren. Dabei spüre ich von Beginn an die tiefe Sehnsucht nach einem haltgebenden Objekt. Herr F kann sie nicht denken, aber sie wird in meinen Gegenübertragungsgefühlen sehr rasch lebendig, noch bevor ich sie verstehen und einordnen kann. Meine affektive Antwort ist der Ort, wo sich die Sehnsucht nach einem schützenden Objekt allererst manifestiert, die Herr F nicht denken und leben kann. Diese Repräsentation am Orte des Anderen gilt es in der Therapie zu wahren, und dazu gehört, die «Angriffe auf die Verbindungen», die Zerstörung des Objektes, wenn es zum guten inneren Objekt werden könnte, zu verhindern, und in der Therapie bin ich es selbst, der durch die analytische Haltung diese unerträgliche und unerklärliche Sehnsucht aktiviert, gegen den sich die Angriffe also richten müssen. Zugleich arbeite ich mit Herrn F daran, die Identifikation mit dem traumatischen und paranoiden Objekt freizulegen. Notgedrungen hat Herr F sich, da keine primäre Triangulierung es ihm ermöglicht hat, emotional und gedanklich die Beziehung zu den nicht gut differenzierten elterlichen Objekten zu verstehen, in seiner Not an das einzig verfügbare, das paranoide Objekt geklammert und sich so mit ihm verbunden. So schwer es auch für ihn ist, so wichtig ist es doch, die eigene innere Verbindung mit den äußerlich längst verlassenen Eltern zu spüren und zu erkennen, dass er dort, wo er kein Vertrauen haben kann, sich mit dem inneren paranoiden Objekt identifiziert.

Beziehungstraumatisierungen werden oft so verarbeitet, dass das Opfer in einer regressiven Bewegung um jeden Preis und in einer archaisch-ausschließlichen Weise eine Objektbeziehung aufrechterhalten muss, um nicht aus jeder Beziehungserfahrung herauszufallen.[70] Auf diesem Wege entsteht die fatale emotionale Nähe zum Beziehungstäter. Fatal ist die Suche nach dem Täter als einem primären Objekt deshalb, weil sie sich zwar an den einzig erreichbaren Menschen richtet, der aber zugleich der Täter selbst ist und der natürlich das, was er gerade genommen und zerstört hat, nicht selber geben will und kann, nämlich Vertrauen in den Anderen.

5 Die Sprache des Traumas und die psychoanalytische Therapie

In der psychoanalytischen Therapie des Traumas geht es vor allem um drei Dinge: zum einen darum, das Trauma der Sprache so zu behandeln, dass zur Sprache kommen, in die Repräsentation zurückfinden kann, was von der Erfahrungswelt abgeschnitten worden ist, also «psychische Verbindungen» herzustellen.[71] Zum anderen geht es darum, die Sprache des Traumas zu hören und zu verstehen, also nicht nur als Defizienz, sondern auch als Leistung oder als Mitteilung zu würdigen, was die traumatisierte Person mit ihrer Erfahrungswelt macht, wie sie selbst das Trauma verarbeitet. Schließlich und drittens soll die Therapie die Repräsentationsfunktion wiederherstellen oder neu aufbauen.

Im Folgenden soll auf die Sprache des Traumas gehört und die Negativität des Symptoms nicht als Mangel, sondern in seiner Bedeutung und in seinem Bezug zur Repräsentation gesehen werden.

Die allererste Traumaarbeit besteht im «psychic numbing», der bereits ausführlich beschriebenen Dekontextualisierung, die ich nun als Arbeit des Negativen, als Leistung des Subjektes und nicht als strukturale Defizienz beschreibe. Die Dekontextualisierung schließt die traumatische Erfahrung von anderen Erlebnisbereichen ab und ermöglicht das Weiterleben, weil sie viele Lebensbereiche schützt, die zunächst einmal so ablaufen sollen, als bliebe in ihnen der Prozess des Lernens durch Erfahrung, des Denkens, durch das Trauma ungestört. Das haben wir bei Herrn E sehen können, der sein Leben trotz der Karzinomerkrankung weiterleben konnte.

Traumatisierungen rufen psychosomatische oder somatoforme Symptome hervor, sie machen krank.[72] Die Affekte, die nicht in die beschriebene Vorstellungswelt integriert werden können, werden pathophysiologisch abreagiert, in Bions Begrifflichkeit: in den Körper evakuiert. Die Überwältigung durch die traumabedingten Affekte wird – psychoökonomisch betrachtet – so gelöst, dass an die Stelle der traumabezogenen Vorstellungswelt nur noch sensomotorisch wirksame Repräsentationssysteme aktiviert werden, an die Stelle des Erlebens tritt der körperliche Erregungszustand. Aus der Sicht des semiotischen Modells von Peirce nimmt der kranke Körper in zweifacher Hinsicht an der Zeichenfunktion teil. Er ist unmittelbarer Interpretant, indem er allein den Schmerz und das Leiden gestaltet. Zweitens wird er zum Index, zum indexikalischen Zeichenträger und übernimmt damit eine wichtige kommunikative Funktion: Das körperliche Leiden zeigt das traumatische Leid an, das anders nicht gezeigt werden kann.

Die aus repräsentationstheoretischer Sicht nächste Stufe im Versuch einer Einbindung des Traumas in repräsentative Zusammenhänge ist die Induktion traumatischer Affekte im Anderen. Der Andere soll, als personifizierter Interpretant, die Affekte stellvertretend aufnehmen, aushalten und verarbeiten. So vermag Herr F es, mit seinen nüchternen Schilderungen und im Kontrast zur eigenen unbewegten Sachlichkeit mich immer wieder in eine Stimmung höchster Alarmiertheit und Sorge zu versetzen.

Traumainszenierungen stellen das Trauma dar, sie sind also bereits Interpretationsmuster oder Interpretanten, die freilich nicht gedacht, sondern nur in Form von Handlungsabfolgen dargestellt werden. Dies gilt gerade nach Beziehungstraumatisierungen. Was in der Gegenwart interaktionell inszeniert wird, folgt dem Versuch, die introjizierte Täter-Opfer-Beziehung zu externalisieren und damit darzustellen. Bei Herrn F hatten wir die Identifikation mit einem paranoiden inneren Objekt beschrieben. Die Reinszenierung wird zur interaktionell gelebten, nicht ausgesprochenen Mitteilung; das in den

Arbeitsbeziehungen von Herrn F gelebte tiefgreifende Misstrauen gibt einen Hinweis darauf, wie verfolgend und eindringend die Objektbeziehungen gewesen sind. Im Misstrauen ist er mit dem paranoiden inneren Objekt identifiziert. Diese Identifikation wird umgekehrt im Misstrauen gegen andere interaktionell sicht- und spürbar.

Ein weniger offensichtlicher Ort der Beziehungsinszenierung kann erneut, aber in anderer Weise als in der Somatisierung, der eigene Körper werden. Das Trauma wird im Verhältnis zwischen einem Selbstanteil und dem eigenen Körper, der so zum Objekt wird, inszeniert, z. B. in der Selbstverletzung. Auch masochistische Verhaltensweisen lassen sich in diesem Kontext neu verstehen, nämlich als freiwillige Reinszenierungen der Täter-Opfer-Beziehung, die zudem erotisiert wird. Die Lusterfahrung hängt u. a. damit zusammen, dass das Trauma nicht passiv erlitten, sondern aktiv wiederholt wird und dass die Affekte umgewandelt werden: Der Terror wird zur Erregung.

Erzählen hilft bewältigen, und wenn die Erzählung das Trauma selbst erfassen kann, dann wird dieses auf diese Weise temporalisiert. Das Ereignis erhält eine Zeitstruktur, von der jede Erzählung lebt, wie wir schon von den Geschichten unserer Kinder wissen: «und dann» – «und dann», Erzählen reiht ein, linearisiert einen Ablauf, der vorher zeitlos erlebt wurde, bettet ein Ereignis in die eigene Erfahrungsgeschichte ein und hilft dabei, die Kontrolle über die eigene Lebensgeschichte zurückzugewinnen.[73] Die Einbindung des Traumas in ein Lebensthema[74] kann allerdings die Verarbeitung auf halbem Wege stocken lassen, nämlich dann, wenn das Ereignis des Traumas zu einer zentralen Repräsentation wird, die neben sich keine andere mehr duldet oder alle anderen anzieht. Die Erzählung wird dann zum «protective screen»[75], zur schützenden Deckerzählung. Sie entspringt dem verzweifelten Wunsch, die eigene Subjektivität wiederherzustellen, indem zu ihrem Zentrum gerade das, was sie am meisten gefährdet oder zerstört hatte, werden soll, das Trauma, das alles weitere Leben prägt – und dessen vernichtende Realität in dieser Erzählung doch niemals berührt wird. So schützt die beherrschende Rolle, die die Erzählung vom Trauma einnimmt, aber sie behindert auch, weil sie gleichwohl die affektiv belastendsten Momente der Traumatisierung ausspart.

Die reifste Stufe der Traumaarbeit ist erreicht, wenn die traumatischen Erfahrungen sich sprachlich bearbeiten, mitteilen und kommunizieren lassen. Aber selbst dann wird das Trauma nicht einfach aufgehoben. Die antike Mythologie ist voll von Versuchen, destruktive Elemente zu personifizieren, dadurch werden sie ja gestaltet und fassbar. Sie weiß aber sehr wohl um den Rest, der sich nicht auflösen lässt: Sowohl in der römischen wie in der griechischen Mythologie bleibt das Schicksal selbst, das Fatum oder die Moira, gestaltlos, sie werden nicht personifiziert, denn sie haben eine Kraft, die nicht in die Gestalt einer Gottheit gekleidet werden kann und selbst die Götter beherrscht. Jedes schwere Trauma birgt so einen Rest, der sich nicht auflösen lässt, einer Narbe gleich, die sich nicht in das Gewebe von Erzählungen und Erfahrungen auflösen lässt.

Der wunderbare britische Autor Julian Barnes hat seine Trauer nach dem Tod seiner Frau in dem ergreifenden Buch «Levels of life» beschrieben, das die Grenzen der Trauer- und Traumaarbeit genau markiert.[76] Ich zitiere von den letzten Seiten:

> And you do come out of it, that's true. But you don't come out of it like a train coming out of a tunnel, bursting through the Downs into sunshine [...] you come out of it as a gull comes out of an oil slick; you are tarred and feathered for life.[77]

So geht es bei vielen Traumatisierungen schließlich darum, die Traumatisierung selbst anzuerkennen, sie nicht zu beschönigen, mit Sinn aufzuladen, da, wo keiner ist oder sein kann. Es gibt traumatische Erfahrungen, die nicht positivierbar sind. Das Negative als Negatives anzuerkennen, gehört zur Traumaarbeit dazu: Trauerarbeit hat seine Grenzen, Traumaarbeit endet nicht darin, den Verlust zu überwinden, sondern ihn auszuhalten. Das ist das «schwere Verzeihen», von dem der Philosoph Paul Ricoeur spricht und das er mit der Formel «Trauerarbeit an der Trauer leisten» umschreibt.[78] Dann geht es gerade nicht um die Integration des schicksalhaft Negativen in einen positiven, etwa religiös übergeordneten Gesamtkontext, sondern darum, darauf zu verzichten, in Schuld, Schmerz, Reue etc. zu verharren, und sich ohne Ressentiment darin einzurichten, dass die negativen Ereignisse die Richtung des eigenen Lebens dauernd verändert haben, aber dass es selbst gleichwohl weitergehen kann. Dann erlaubt das Verzeihen einen Neubeginn und eine Zukunft, und das ist entscheidend an der Traumaarbeit.

Zweiter Teil: Den Anderen (wieder) finden

Vertrauen: eine Grundkategorie in Beziehungen

Einleitung

Drei Beispiele sollen einleitend zeigen, wie notwendig, aber auch verletzlich Vertrauen ist, und auf die Fragen hinführen, die das Thema des Beitrags ausmachen werden.

Beispiel 1

> Die meisten Flüchtlinge hatten Krieg und Verfolgung erlebt. Sie kamen voll hoher Erwartung in das Asylland Schweiz. Menschen mit oft völlig anderen Lebensgewohnheiten und -bedingungen, dem Heimatboden völlig entrissen, bis in tiefste Schichten aufgewühlt, hilflos einem übermächtigen Geschehen ausgeliefert, suchten sie Zuflucht in der Schweiz [...] Sie mussten jahrelang in Lagern und Heimen mit fremden Menschen zusammenleben, an die sie häufig keine inneren Bindungen besaßen. Zu den früher erlittenen Schäden kam durch diesen Zwangsaufenthalt eine neue schwere Belastung, nicht zuletzt eine solche der erotischen Intimsphäre des einzelnen.[79]

Dieser Text, der so gegenwärtig klingt, stammt aus einer Arbeit der Psychoanalytikerin und Leiterin des Psychotherapeutischen Dienstes der Eidgenössischen Zentralleitung der Heime und Lager in Zürich in und nach dem Zweiten Weltkrieg, Maria Pfister Ammende. Flüchtlingsschicksale, heute nicht anders als vor 70 Jahren, zeigen, was es bedeutet, Vertrauen zu verlieren – in das Heimatland, in die Menschen, die einem auf der Flucht vorgeblich helfen, und schließlich in das Gastland. Was können wir tun, um es neu zu schaffen?

Beispiel 2

Ich führe ein Erstgespräch mit einer Frau, die einen Suizidversuch gerade noch überlebt hat. Sie war aus allen Wolken gefallen, als sie erfahren musste, dass ihr Ehemann, der Arzt ist, schon längere Zeit ein intimes Verhältnis zu seiner Sprechstundenhilfe unterhält. Die Patientin stammt aus Lebensverhältnissen, in denen Männer immer höchst unzuverlässig waren. Warum aber kann sie mir, einem ihr unbekannten männlichen Arzt, der lauter Eigenschaften in sich vereinigt, die ihr zur Qual geworden sind, so viele persönliche Details erzählen und sich vertrauensvoll an mich wenden? Was kann ich dafür tun, dass ich mir diesen offensichtlichen Vorschuss an Vertrauen auch verdiene? Wie könnte ich ihn wieder verspielen?

Beispiel 3

Ein Betrieb entschließt sich dazu, die eigenen Strukturen spürbar zu transformieren. Die Mitarbeitenden können während dieses Prozesses lernen, wie viel gelingen, wie viel aber auch verkehrt laufen kann. Einerseits setzt ein Veränderungsmanagement Vertrauen voraus. Entscheidend aber ist andererseits auch, ob es gelingt, Vertrauen bei den Mitarbeitenden zu schaffen, ob der Prozess selbst Vertrauen wachsen oder neu entstehen lässt. Allgemeiner gefragt: Was ist notwendig, damit ein institutioneller Umwandlungsprozess zu einer vertrauensbildenden Maßnahme wird?

In allen drei Beispielen geht es um Vertrauen, um den Verlust des Vertrauens in die Lebensverhältnisse, die einen umgeben, um das Vertrauen in der Psychotherapie und schließlich um die Notwendigkeit, in beruflichen Beziehungen Vertrauen haben zu können.

Im folgenden Beitrag wird zunächst Vertrauen definiert, freilich nicht umfassend, sondern nur durch mögliche Gegensatzbegriffe eingegrenzt (Teil 1). Dann wird das Thema auf «Vertrauen in Beziehungen» eingeengt und einige Bestimmungsstücke von Vertrauen, wie es sich in Beziehungen darstellt, beschrieben (Teil 2). Danach wird das Thema erneut eingegrenzt und die Voraussetzungen von «Vertrauen in therapeutische Beziehungen» beschrieben, einerseits vom Therapeuten, andererseits von der Patientin aus gesehen (Teil 3).

1 Definitionen und Abgrenzungen

Wodurch ist Vertrauen in psychologischer Hinsicht charakterisiert? Handelt es sich um eine Emotion? Offenbar ist Vertrauen mit starken Gefühlen verbunden, aber diese Gefühle wechseln nicht rasch wie mancher spontane Affekt. Wird die Zeitdimension berücksichtigt und Vertrauen als langlebiges Gefühl angesehen, dann passt es besser, von einer «Gefühlshaltung»[80] oder von «affective attitude»[81] zu sprechen. Dass Vertrauen eine historisch wandelbare Gefühlshaltung ist, das sei hier nur erwähnt.[82]

Was aber zeichnet das Vertrauen inhaltlich aus? Eine Kontrastierung durch Gegenbegriffe bietet sich an. Sie hält unterschiedliche und zum Teil überraschende Antworten bereit.

Zunächst scheint auf der Hand zu liegen, dass Vertrauen und Misstrauen einander entgegengesetzt sind. Sie haben gleichwohl viel gemeinsam: Beide strukturieren die Sicht auf die Welt, wenn auch mit entgegengesetzten Vorzeichen; beide reduzieren – in den Worten des Soziologen Niklas Luhmann – die Komplexität der sozialen Kommunikation.[83] Im Misstrauen, wenn gegenüber anderen Menschen vielfältiger Verdacht gehegt wird, verengt sich die Beziehung zu anderen, Vertrauen vereinfacht das Leben ebenfalls, indem es Zweifel an anderen stillstellt. In beiden Fällen hat die Gefühlshaltung eine sozial regulierende Funktion. Fehlendes Vertrauen ist nicht Misstrauen, dann nämlich, wenn die Dimension gar keine Rolle spielt in der zwischenmenschlichen Interaktion.

Ähnliche Akzente setzt ein zeitgenössischer Philosoph, Martin Hartmann, der Vertrauen gegen die Gleichgültigkeit abgrenzt.[84] Vertrauen und Misstrauen setzen beide Engagement in den Anderen voraus, in beiden Fällen wird, psychoanalytisch gesprochen, der Andere besetzt, wenn auch mit konträrer Emotion. Gleichgültigkeit hingegen zieht Besetzung vom Anderen ab.

Vertrauen ist auch der Einsamkeit gegenübergestellt worden. Edith Weigert, eine Emigrantin, die als Psychoanalytikerin aus Nazideutschland floh und in den USA bekannt wurde, bei uns aber – ein zweites Mal – vergessen wurde, sagte: «Wir sehen Vertrauen im dialektischen Gegensatz zu dem Schauder der Einsamkeit stehen. […] Jede Enttäuschung wird subjektiv als teilweise Vernichtung erlebt, aber dieser Kummer wird gelindert in zwischenmenschlichen Beziehungen, die Erfüllung versprechen. Aufschub der Erfüllung kann ertragen werden, wenn Hoffnung und Vertrauen da sind. Aber Glaube und Hoffnung können Illusionen werden für den einsamen Menschen, der verlassen bleibt»[85]. Wenn es der Einsamkeit gegenübergestellt wird, wird deutlich, dass Vertrauen Beziehung schafft und bewahrt.

Schließlich findet sich auch die Angst als «Gegenspieler». Die Kinderanalytikerin Ursula Seemann-de Boor bemerkte dazu: «Der wahre Gegenspieler der Angst ist nicht der Mut, sondern das Vertrauen. Vertrauen zu sich selbst, zu den Mitmenschen und in die eigentlich tragenden Kräfte des Lebens»[86]. Vertrauen wird in diesem Zitat dreifach ausgerichtet, auf das Selbstvertrauen, auf die Beziehung und auf die Lebenseinstellung insgesamt. Zugleich wird es als Gefühlsqualität anschaulich: Wer Vertrauen hat, muss sich nicht fürchten.

Dass sich so viele Gegenbegriffe finden lassen, hat einen spezifischen Grund: Vertrauen beschreibt offensichtlich eine breit gefächerte Disposition, das Wegfallen von Vertrauen führt nicht zu einer und nur einer Gestimmtheit und Gefühlslage, sondern hat vielfältige Auswirkungen auf die persönliche Entwicklung. Vertrauen ist eng mit der Beziehung zu anderen Menschen verbunden, wenn auch nicht ausschließlich. Im Folgenden soll in einer ersten Eingrenzung vom Vertrauen in Beziehungen die Rede sein.

2 Vertrauen in Beziehungen

2.1 Urvertrauen/«basic trust»

Auf Erik H. Erikson geht der Begriff des «basic trust», des «Ur-Vertrauens», zurück.[87] Im Deutschen kann er, wie alle Worte, die mit der Vorsilbe «Ur-» beginnen, missverstanden werden als etwas, das von allem Anfang, von allem Ur-Sprung an gegeben ist und eine unerschütterliche Grundgegebenheit darstellt. Der englische Ausdruck ist vorsichtiger und benennt ein grundlegendes Vertrauen, eine Vertrauensgrundlage, die mit positiven ersten Beziehungserfahrungen verbunden ist, nicht mehr, aber auch nicht weniger. Es ist die umfassende und umfangende Liebe der frühen Bezugspersonen, die sie dem Kind entgegenbringen und in ihm das Gefühl einer vertrauensvollen Einstellung in die Umwelt begründen, ein «Weltvertrauen»[88]. Im Märchen ist dafür das Bild der Glückshaut gefunden worden, die bei der Geburt das Kind umgibt und die später im Leben Sicherheit schafft und glückende Erfahrungen ermöglicht – etwa im Märchen «Der Teufel mit den drei goldenen Haaren». Es beginnt so: «Es war einmal eine arme Frau, die gebar einen Sohn. Das Kind war von einer besonderen Haut umgeben, die weise Frauen als Glückshaut bezeichneten»[89]. Das basale Vertrauen, das aus dem Beziehungsvertrauen stammt, wird zur Grundlage einer Selbstsicherheit, bis in die eigene Wahrnehmung und das eigene Denken hinein. Aus dem frühen Vertrauen, das von anderen kommt und zu ihnen zurückfließt, entwickelt sich sogar ein «epistemisches Vertrauen»[90]. Das bedeutet: Was als kognitive Funktion sich verselbstständigen wird, hat seine Wurzeln im Weltvertrauen, und das wiederum resultiert aus dem von anderen geschenkten Vertrauen. Die klinische Kehrseite ist aus der therapeutischen Praxis wohlbekannt: Wenn das Vertrauen verloren geht und dieser Verlust das Verhältnis zur Welt erschüttert, dann kann er so grundlegend werden, dass den eigenen Wahrnehmungen und Gedanken nicht mehr getraut werden kann. So greift ein fehlendes Urvertrauen sogar die psychische Struktur an.

2.2 Vertrauen, dynamisch betrachtet

Vertrauen kann in der lebensgeschichtlichen Entwicklung jederzeit verloren gehen, aber auch immer neu aufgebaut werden. Dazu braucht es vertrauensbildende Maßnahmen. Vertrauen ist nicht einfach gegeben, sondern eine prekäre Kategorie: Es kann aufs Spiel gesetzt oder sogar zerstört werden. Aber es kann andererseits blind werden und zur Vertrauensseligkeit führen, die alles andere als selig macht. Wenn nur einer vertraut, sein Vertrauen aber nicht erwidert wird, dann muss er schon – um in der Märchenwelt zu bleiben – «Hans im Glück» sein, um trotz allem, trotz aller schlechten und heimtückischen Ratschläge anderer, noch glücklich zu sein. Nicht nur einmal möchte der Märchenleser Hans auf seinem Weg zurufen, er möge doch misstrauischer und damit vorsichtiger werden. Vertrauen muss, soll es gelingen, wechselseitig sein. Vertrauen ist ein wechselseitiges Geschenk in Beziehungen: «Wir vertrauen denen, die uns vertrauen, und wir vertrauen ihnen, indem wir auf Vertrauen, das in uns gesetzt wird, mit Vertrauen antworten»[91].

Vertrauen kann zu viel, aber auch zu wenig sein, es lässt sich herstellen, kann aber wieder verschwinden. Vertrauen ist eingelassen in einen interpersonalen Prozess, in Beziehungsgeschichten, und da Beziehungen sich verändern, wird Vertrauen immer wieder auf die Probe gestellt. Anders aber kann es sich als Haltung gar nicht bilden. Vertrauen wird gerade dadurch bestätigt, dass es herausgefordert wird. Vertrauen ist krisenanfällig, aber es wird durch Krisen nicht geschwächt. Vertrauen bestätigt sich nur dort, wo es auch riskiert wird. Ingolf Dalferth betont, dass nur Vertrauen, das durch Krisen hindurchgegangen ist, ernst zu nehmendes Vertrauen sei. «Nur Vertrauen, das Enttäuschungen überlebt hat, ist starkes Vertrauen»[92].

2.3 Zeitlichkeit und Selbstreflexivität des Vertrauens

Vertrauen hat eine Zeitstruktur, denn es ist auf Zukunft hin ausgerichtet. Der sog. Vorschuss, der mit dem Vertrauen gegeben ist, ist gleichsam eine Wette auf die Zukunft. «Wer Vertrauen erweist, nimmt Zukunft vorweg»[93], sagt Niklas Luhmann. Insofern ist Vertrauen an die Möglichkeit der Antizipation geknüpft: Ich antizipiere, ich nehme vorweg, dass der Mensch, dem ich vertraue, dieses Vertrauen auch noch in Zukunft verdienen wird, dass ich ihm weiterhin vertrauen kann. Aber ich kann mir dessen nicht sicher sein, auch wenn ich die gemeinsame Zukunft berechenbar machen und somit absichern möchte, weil ich doch weiß, dass Vertrauen vernichtet werden kann, wenn andere einem den Boden unter den Füssen wegziehen, indem sie Vertrauen missbrauchen. Zukunft aber lässt sich nicht kalkulieren. Vertrauen entwickelt sich nicht durch statische Beharrlichkeit und Immobilität, sondern durch offene Verständigung. Die gemeinsame Selbstreflexion über die Beziehung durch die Beziehungspartner ist die Grundlage des Vertrauens, nicht das Festhalten an eingespielten Mustern. Dem anderen erklären können, wo man steht, warum man dort steht, wo man steht, und nicht woanders, das ist entscheidend. Vertrauen in Beziehungen hat deshalb mit Verständigungsprozessen zu tun: Der andere wird mir sagen, was sich in der Beziehung zu ihm verändert, und ich werde es auch tun.

Diese Überlegungen machen es leichter, die Aussage von Niklas Luhmann zu verstehen: «Grundlage allen Vertrauens ist die Darstellung des eigenen Selbst als einer sozialen, sich in Interaktionen aufbauenden, mit der Umwelt korrespondierenden Identität»[94]. Ich bringe meine Identität in die Beziehungen, die ich lebe, ein. Das bedeutet nicht, dass ich immer derselbe bleibe, auf den deshalb Verlass ist. Nein, die Identität, die ich habe, ist keine idem-Identität[95], keine statische, die vorgibt, immer unveränderlich zu sein, sondern eine ipse-Identität, eine Identität, durch ich mich in meiner eigenen Entwicklung selbst zu verstehen versuche und über die Zeit hin die eigenen Veränderungen anderen begründet darstellen kann. Ich kann dem vertrauen, der sich in dieser Weise selbst verstehen kann und der bereit ist, sein Selbstverständnis, und das heißt auch: seine Entwicklung, in die Beziehung einzubringen. Dann mag er oder sie sich ändern, aber nicht plötzlich, nicht abrupt, nicht willkürlich, sondern motiviert und offen ausgesprochen. In diesem Sinne ist es richtig zu sagen, dass die Grundlage des Vertrauens die Darstellung des eigenen Selbst ist.

2.4 Absicherungen des Vertrauens

Die Dynamik des Vertrauens zu leben, ist nicht so leicht, wie es klingt. Wir versuchen alle, Beziehungsverhältnisse berechenbarer zu machen, um so dem Vertrauensverlust vorzubeugen – aber das kann schiefgehen und so enden, dass die Absicherungsmaßnahmen den Anlass überschreiten und viel mehr Leid verursachen als die ursprüngliche Infragestellung. Ein prototypisches klinisches Beispiel ist die Zwangsneurose, die mit dem Versuch verbunden ist, wie Elvio Fachinelli so wunderbar dargestellt hat[96], die Zeit stillzustellen und anzuhalten – aber nicht nur, um das Objekt zu kontrollieren, sondern auch um die eigenen Impulse zu bändigen, die gegen die Beziehung gerichtet sind – eine Perspektive, die wir im Übrigen klinisch zunehmend vernachlässigen. (Wir identifizieren uns mit der Opfer-, kaum aber mit der Täterseite unserer Patienten.) Wenn ich die Zeit anhalte, brauche ich kein Vertrauen, weil Vertrauen immer eine Investition in die Zukunft ist. Der zynische Satz «Vertrauen ist gut, Kontrolle ist besser» stimmt freilich nicht, da die Kontrolle nicht nur bei der Zwangsstörung mehr kaputt machen kann als die Bedrohung des Vertrauens.

Vertrauen kann aber auch, gerade in sozialen Institutionen, versuchsweise durch Normen und Regelungen abgesichert werden. Dadurch wird die kollegiale Beziehung von Aushandlungsprozessen entlastet. So wertvoll soziale Regeln und Verpflichtungen für das Zusammenleben und -arbeiten sein mögen: Sie ersetzen Vertrauen nicht. Sie können den Mangel an Vertrauen vielleicht ein wenig kompensieren, aber sie schaffen kein Vertrauen. Verlässlichkeit, darauf hat Martin Hartmann zu Recht hingewiesen[97], ist mit vertrauensvollem Umgang nicht gleichzusetzen. Vertrauen braucht mehr als Vorschriften oder Routinen. Vertrauen reglementiert ja nicht, sondern lässt los, eröffnet Spielräume: Wenn ich dir vertraue, dann lasse ich dich machen, dann bin ich überzeugt, dass du es gut machst, wie immer du es machst. Indem das Vertrauen Spielräume eröffnet, wirkt es sich kreativ aus. Durch Vertrauen kann Neues entstehen.

Nicht unerwähnt bleiben soll freilich, dass es andere Formen der Absicherung des Vertrauens gibt, die nicht in den Regelwerken stecken bleiben, die einer Beziehung die Lebendigkeit austreiben. Vertrauen wird in der Tat gefestigt, nicht geschwächt, durch eine Triangulierung von Beziehungen, also durch die gemeinsame Ausrichtung auf eine dritte Instanz, die sicherstellt, dass Vertrauen zwischen Beziehungspartnern wieder aufgebaut werden kann, wenn sie denn verloren geht – eine Instanz, die auf der Grundlage einer gemeinsamen Übereinkunft entsteht. Diese Instanz muss nicht, wie im sozialen Bereich, wie eine Beschwerdestelle oder ein Gericht strukturiert sein. Eine solche Instanz ist schon allein das Gespräch, die institutionalisierte oder versprochene Möglichkeit, sich dort zu verständigen, wo Gewohnheiten und Vertrautheiten gefährdet sind.

2.5 Zusammenfassung der Merkmale des Vertrauens in Beziehungen

- Vertrauen ist nicht gegeben, sondern aufgegeben. Das heißt: Vertrauen wird in Beziehungen immer wieder hergestellt oder erarbeitet.
- Vertrauen ist ein Geschenk, das sich Beziehungspartner wechselseitig machen, eine Gabe, die sich nicht kalkulieren lässt.
- Vertrauen als Gabe lässt dem, dem vertraut wird, Freiheit. Dadurch wird Vertrauen kreativ.
- Vertrauen lässt sich nicht absichern, es sei denn durch die gemeinsame Reflexion auf sein Scheitern.

3 Vertrauen in therapeutischen Beziehungen

Es ist nicht selbstverständlich, dass sich vertrauensvolle Beziehungen in Therapien überhaupt entwickeln können. Der Therapeut muss in der Lage sein, Vertrauen zu haben und zur Verfügung zu stellen, und natürlich ebenso und gerade auch die Patientin. Immer neu berührt die Tatsache, dass Menschen sich einem Therapeuten oder einer Therapeutin anvertrauen, die in ihrer Beziehungsgeschichte kaum Grundlagen für Vertrauen schaffen konnten, wenn sie also – um den bereits diskutierten Begriff noch einmal zu nutzen – wenig oder kein «basic trust», kein grundlegendes Vertrauen mitbringen. Daher wird im Folgenden geklärt, was es braucht, damit Vertrauen in therapeutischen Beziehungen geschenkt werden kann, zunächst auf Therapeuten-, dann auf Patientenseite.

3.1 Das Vertrauen des Therapeuten

Unter welchen Voraussetzungen aufseiten des Therapeuten kann Vertrauen entstehen? Zu unterscheiden ist ein methodologisches Selbstvertrauen von einem Vertrauen in den Anderen.

3.1.1 Methodologisches Vertrauen

Am Anfang steht das Vertrauen in die eigene Methode. Aus der Therapieforschung ist bekannt, dass die Adhärenz von Therapeuten an die angewandte Therapiemethode ein wesentlicher Erfolgsfaktor ist. Der Therapeut setzt eine Therapiemethode nur dann lebendig um, wenn er von ihr überzeugt ist und sich zutraut, sie zu beherrschen. Das klingt selbstverständlich und könnte nahelegen, dass das Wort Vertrauen an dieser Stelle überstrapaziert würde. Dass dem nicht so ist, zeigt sich aber gleich, wenn die Zukunftserwartung, die im methodologischen Vertrauen enthalten ist, mitgedacht wird. Die psychoanalytische Grundhaltung der freischwebenden Aufmerksamkeit des Therapeuten setzt Vertrauen in oder den «Glauben» an die Methode in dem Sinn voraus, in dem W. R. Bion von «faith» spricht.[98] Glaube ist hier keine religiöse Dimension, aber ein einigermaßen unerschütterliches Vertrauen darauf, dass alles, was im Rahmen der Therapie geschieht, recht sein wird, dass auch dort, wo die therapeutische Beziehung sich überraschend und theoretisch unvorhersehbar entwickelt, es möglich sein wird voranzuschreiten, mit der Zuversicht, das, was geschieht, nachträglich auffangen und aufbereiten zu können. Dieses methodologische Vertrauen resultiert aus der psychoanalytischen Grundüberzeugung, dass die Wahrheit der therapeutischen Erkenntnis sich im gemeinsamen therapeutischen Arbeiten immer entwickeln wird, wenn es nur möglich ist, sich diesem Prozess zu überlassen und zuversichtlich zu sein, dass er irgendwann für beide verständlich wird. Hier kommt für einmal Vertrauen vor Verstehen.

3.1.2 Vertrauen in den Patienten

Vertrauen ist ein wechselseitiges Geschenk in Beziehungen. Dieses Geschenk zu machen, stellt an die Therapeutin Anforderungen, die sich zu Anfang und im Verlauf anders zeigen.

Dem Therapeuten wird es zu Beginn einer Behandlung nicht selbstverständlich sein, Vertrauen zu schenken, vor allem dann nicht, wenn er – wie in einer Klinik – den Patienten nicht wählen kann. Was also kann er tun? Er kann Vertrauen *entwickeln*, und das gelingt unter anderem, wenn er aufmerksam bleibt und ein Bild entwerfen kann von den Möglichkeiten, die er bei seinem Patienten sieht oder ahnt, selbst zu einem Zeitpunkt, wo dieser nichts davon weiß oder zeigen kann. Vertrauen wird also dann besonders herausgefordert, wenn die therapeutischen Ziele für beide Seiten nicht offen auf der Hand liegen, sondern erst miteinander gefunden werden müssen.

Im Verlaufe der Behandlung wird der Therapeut daran arbeiten, an seinem Vertrauen *festhalten* zu können. Das ist nicht selbstverständlich, weil die Patienten, je schwerer sie an Beziehungsabbrüchen und Traumatisierungen zu leiden hatten, nicht anders können, als die Beziehung anzugreifen und sich eine Erfahrung auch in der therapeutischen Beziehung zu bestätigen, die sie so gut kennen: die Erfahrung nämlich, dass Vertrauen missbraucht werden und schließlich zerstört werden kann. Nicht zuletzt deshalb ist die Arbeit an der Gegenübertragung so wichtig, um in Therapiekrisen sich nicht von dem Patienten zu entfernen, ihn nicht für «unbehandelbar» etc. zu erklären oder gar die Diagnose zu ändern, wenn er an den Grundfesten der therapeutischen Beziehung rüttelt.

3.2 Das Vertrauen des Patienten

Worauf vertraut ein Patient, der sich in eine Therapie begibt? Darauf lassen sich viele Antworten finden, im Folgenden wird es nur um vier Punkte gehen: die Hoffnung durch das Geschenk des Vertrauens, die Utopie des Vertrauens durch Idealisierung, die Absicherung des Vertrauens durch Strukturen und schließlich die Erfahrung des zerstörten und wiedergewonnenen Vertrauens im Rahmen eines therapeutischen Prozesses.

3.2.1 Hoffnung durch das Geschenk des Vertrauens

Vertrauen wird geschenkt, und dieses Geschenk, das – hoffentlich! – die Therapeutin ihrer Patientin machen kann, die Gabe des Vertrauens, bewirkt Vertrauen. Die Reziprozität von Vertrauen wurde bereits angesprochen. «Ich vertraue dem, der mir vertraut.» Das Angebot einer Therapie, zumal einer Psychotherapie in der eigenen Praxis, nach einem Vorgespräch, wenn die Therapeutin ihre Patientin wählt und annimmt, ist mit dieser Gabe des Vertrauens verbunden. Wie viel schwerer ist es, dass die Patientin im geschlossenen Bereich einer Akutstation dieses Vertrauen spüren und erwidern kann! Und doch ist es gerade dort notwendig, aber auch möglich, Vertrauen zu schaffen. Wenn die Patientin unter den Bedingungen eines fürsorgerischen Freiheitsentzugs aufgenommen worden ist und dennoch so viel Freiheit wie nur möglich erhält, dann wird sie unter Umständen dieses Vertrauen erwidern können – allerdings immer wieder auch nicht, und es gehört zur gelebten und gut erwogenen Verantwortung der Therapeuten einer psychiatrischen Klinik, dieses Scheitern in Kauf zu nehmen.

3.2.2 Utopie des Vertrauens durch Idealisierung

Nicht nur weil die Therapeutin ihr Vertrauen entgegenbringt, kann die Patientin Vertrauen erwidern. Sie selbst kann auch gerade und möglicherweise nur in die Therapeutin Vertrauen investieren, ohne selbst recht zu wissen, woher sie es nimmt. Das gesellschaftliche Bild vom Arzt ist abgenutzt, es beschrieb vielleicht noch zu Arthur Schnitzlers und Henrik Ibsens Zeiten den kundigen, privilegierten und väterlich-familiären Meister der Gesundheit. Aber auch wenn das Klischee vom Arzt sich zur Idealisierung nicht mehr eignet, so kann doch Idealisierung ein wichtiger Anfangsgrund von Vertrauen werden, etwa wenn die Patientin in die Therapeutin eine Hoffnung legt, die für sie sonst überall erloschen ist, weil sie eine idealisierte Elternimago auf die Therapeutin projiziert, die so gar nicht ihrer Erfahrungs-, umso mehr aber ihrer Wunschwelt entspringt. So kann Vertrauen gleichsam kontrafaktisch geschenkt werden und dann therapeutische Kraft entfalten. Wie jede Idealisierung wird auch sie über kurz oder lang korrigiert werden müssen, aber vielleicht sind in der Zwischenzeit Kristallisationskerne für Vertrauen in der Gegenwartsbeziehung entstanden, die die therapeutische Arbeit weitertragen können.

3.2.3 Absicherung des Vertrauens durch Strukturen

Vertrauen kann in lähmender, aber auch in fruchtbarer Weise abgesichert werden. Strukturen der therapeutischen Versorgung können Sicherheit gerade da bieten, wo sie nicht in den Beziehungen erlebt werden kann. Traumatisierten Menschen gewährt das stabile, überschaubare, transparente und verlässliche Setting Halt, das sie vor verunsichernden und potenziell retraumatisierenden Erfahrungen schützt. Für viele chronisch psychisch kranke Menschen ist die Institution einer Klinikambulanz unter Umständen wichtiger als die Person, die gerade als Therapeut zur Verfügung steht. Die Person verschwindet wieder, der Assistenzarzt wechselt seine Stelle, der Oberarzt verlässt die Klinik und eröffnet woanders eine Praxis, aber die Institution bleibt – soweit dies absehbar ist – bestehen. Sie wird darum u. U. als vertrauenswürdiger als die einzelne Person erlebt.

4 Zyklen von zerstörtem und wiedergewonnenem Vertrauen im Rahmen eines therapeutischen Prozesses

Vertrauen ist nicht gegeben, sondern aufgegeben. Das gilt auch und besonders in der länger andauernden Psychotherapie. Gerade die längerfristigen therapeutischen Beziehungen sind von Vertrauensverlust bedroht. Nur für das oberflächliche Hören klingt diese Aussage paradox. Je persönlicher, je intensiver Beziehungen werden, umso mehr werden sie durch Übertragungsfaktoren geprägt. War am Anfang der Therapie die Beziehung noch in dem Maße unpersönlich, dass das tiefe Misstrauen, das die zwischenmenschlichen Erfahrungen in der Lebensgeschichte des Patienten durchsetzt hatte, auf Abstand gehalten werden konnte, so ist dies nicht mehr möglich, wenn die therapeutische Beziehung sich vertieft und daher die bekannten Zweifel oder destruktiven Gefühle in sie Eingang finden. Dann wird auch in der Behandlung das Vertrauen angegriffen, und nur wenn es diese Angriffe übersteht, kann die Therapie überleben. Das wird nicht nur einmal, sondern immer neu der Fall sein. Vertrauen wird, wie gesagt, durch Enttäuschungen gestärkt, durch die es hindurchgegangen ist. Für therapeutische Beziehungen gilt gleichermaßen: Nur Vertrauen, das in ihnen infrage gestellt wird, das vielleicht sogar zerstört wird und das dennoch wiedergefunden werden kann, trägt bei zur Möglichkeit, Vertrauen, wenn nicht zu besitzen, so doch wiederfinden zu können.

Zusammenfassung der Merkmale des Vertrauens in therapeutischen Beziehungen:

- Vertrauen ist eine Gabe, die sich Therapeutin und Patientin wechselseitig machen.
- Vertrauen in therapeutischen Beziehungen ist Aufgabe. Es wird nicht vorausgesetzt, sondern durch Krisen seiner Infragestellung oder Zerstörung hindurch erarbeitet.
- Vertrauen lässt sich durch ein verlässliches therapeutisches Setting stützen, aber nicht absichern, es sei denn durch die gemeinsame Reflexion auf sein Scheitern.
- Vertrauen eröffnet dem therapeutischen Gespräch kreative Spielräume, in denen Neues entstehen kann.

Dissonanz, Konsonanz, Resonanz im Rahmen einer negativen Hermeneutik der Psychoanalyse

1 Resonanzbegriffe in Natur- und Sozialwissenschaften und ihre Kompatibilität mit psychoanalytischen Ansätzen

Was ist Resonanz? In der Physik meint Resonanz ein Phänomen, bei dem durch äußeren Einfluss die Eigenfrequenz eines Gegenstandes angeregt wird. Das internet-basierte Lexikon der Psychologie merkt zur psychologischen Verwendung des Begriffs an: «Resonanz, empathische, das Mitansprechen oder Mitschwingen von Gefühlen oder Gedanken bei anderen Menschen (Einfühlung, Emotionen-Klassifikation)». Hartmut Rosa, der in den letzten Jahren den Begriff zum Ausgangspunkt soziologischer Analysen gemacht hat[99], sieht in Resonanz die Antithese zu Entfremdung: Wenn durch Beschleunigung und Ökonomisierung der Weltbezug gefährdet ist oder verloren geht, dann ist Resonanz die Antwort: Resonanz ist gleichsam antwortender Weltbezug. Für den Soziologen stellt sich die Frage, wie ein resonanter Weltbezug gestaltet sein muss. Resonanz als Modus der Weltbeziehung muss über vier Eigenschaften verfügen:

- Die Welt affiziert mich, lässt mich nicht kalt, bringt mich zum Schwingen, berührt mich.

- Ich antworte auf diese Aufforderung, indem ich – auch leiblich – reagiere und emotional antworte.
- Durch Resonanz transformiere ich mich: Ich trete mit etwas oder jemand in der Welt in Kontakt, und zwar so, dass ich mich verändere. Welt wird nicht angeeignet, sondern anverwandelt.
- Resonanz bleibt immer auch unverfügbar – wir wissen nicht, was dabei herauskommt.

Was nun ist die psychotherapeutische oder – besser – die psychoanalytische Resonanz? Die Kriterien, die Hartmut Rosa für das soziologische Feld gibt, können wir gut in eine Kriterienliste für einen psychoanalytischen Resonanzbegriff aufnehmen: die Berührbarkeit, das Wechselspiel von Aktivität und Passivität (Resonanz ist nicht passive Schwingungsfähigkeit), die durch Resonanz bewirkte Transformation und schließlich die Unverfügbarkeit. Während die ersten beiden Kriterien mehr oder weniger psychologisch evident und selbstverständlich sind, sind es die beiden letzten nicht und zugleich für unsere therapeutischen Bemühungen besonders wichtig. Mitschwingen ist nicht Transformation – nur wenn bei mir durch den anderen etwas in Schwingung gerät, das weiterschwingt oder das mich aktiviert oder das ich selbstständig weiterhin schwingen lassen kann, verändere ich mich. Resonanz als Empathie, als gemeinsam geteilte Gefühlswelt ist notwendige, aber keineswegs hinreichende Voraussetzung für therapeutisch mutative Prozesse. Schließlich ist Resonanz kein Selbstläufer, sich auf neue Erfahrungen mit anderen oder mit der Umwelt einzulassen, ist Risiko, das scheitern kann, so wie jede psychoanalytische Begegnung ein – hoffentlich kreativ zu wendendes – Gefahrenmoment mit sich bringt.

Resonanz wird durch verschiedene Medien transportiert, deren ausgezeichnete Formen die Sprache und die Zwischenleiblichkeit sind. Dem würde auch der Soziologe Rosa zustimmen, der die affektive Dimension der Resonanz neben oder vor die kognitive setzt und die affektive eng mit der leiblichen Begegnung verbindet. (Zwischen)leibliche und sprachliche Begegnung lassen sich in Analogie zueinander setzen.[100] Daher können wir auch in Bezug auf die Resonanz fragen, wie sprachliche und leibliche Resonanz einander zugeordnet werden können. Einige Autorinnen beantworten sie so, dass sie beide in einen zeitlich sequenziellen Zusammenhang stellen. Als erste Phase der Empathie beispielsweise wurde die leibliche Resonanz beschrieben[101], als zweite Phase die sprachliche Resonanz, in der der leiblichen Resonanz ihrerseits Resonanz erzeugende Bedeutungen zugeschrieben werden, die an Worte gebunden sind. Mir scheint dieser Zusammenhang keineswegs zwingend zu sein, denn auch der umgekehrte Prozess gehört zu unseren alltäglichen, aber auch therapeutischen Erfahrungen, dass nämlich dem resonanten Wort eine besser abgestimmte Zwischenleiblichkeit folgt. Diese Frage wird im Folgenden aber vernachlässigt, sie ist nicht entscheidend.

2 Die Eigenständigkeit eines psychoanalytischen Resonanzbegriffs

Soweit auch der Konsens zwischen der soziologischen und der psychoanalytischen Perspektive halten mag, so müssen wir doch für die Umschreibung eines gehaltvollen psychoanalytischen Resonanzbegriffs weitere Dimensionen hinzufügen. Psychotherapie ist Krankenbehandlung, in der Psychoanalyse werden seelische Konflikte, unbewusstes Begehren, intra- wie intersubjektive Spannungsfelder beschrieben und – so hoffen wir – zumindest ein wenig verändert. Wer im Internet nach Resonanzkonzepten sucht, ist rasch bei esoterischen Ansätzen;

wer nach psychotherapeutischer Resonanz Ausschau hält, wird meist mit Konzepten der Übereinstimmung, der Konsonanz, des Gleichklangs, der emotionalen Übereinstimmung, der positiven Einfühlung und anderer Formen der Gemeinsamkeit bedient. Ein solches harmonisierendes Resonanzkonzept wird der in der Psychoanalyse erfassten Erfahrungswirklichkeit aber nicht gerecht, und dies aus zwei Gründen: Zum einen wird Resonanz als ein Zustand, ein «state» behandelt, während es sich doch u. E. um ein Ereignis handelt, einen glücklichen Moment, der nicht ohne Weiteres willentlich herbeigeführt werden kann, sondern der sich als glückliche Fügung einstellt in besonderen Konstellationen der Begegnungen, auch der therapeutischen Beziehung in der Psychoanalyse. Resonanz ist also Prozess, nicht Zustand. Zweitens ist in der psychotherapeutischen Begegnung, nicht nur in ihr, aber in ihr besonders sinnfällig und explizit, Resonanz eine prekäre Kategorie, die sich im Durchgang durch Dissonanzen, Misstöne, Missverständnisse, dem wechselseitigen Verfehlen und Verpassen, ergeben kann. Der Prozess der Resonanz wird also angestoßen durch die Arbeit an der Dissonanz und setzt diese voraus.

Ein willkürlich gewähltes Beispiel aus einem Erstgespräch soll beispielhaft zeigen, welche Rolle die Dissonanz spielt.

Frau G hat ein mädchenhaft hübsches Gesicht und tritt gewandt und gewinnend auf. Spontan drängt sich mir die Wahrnehmung des Parfüms auf, das betörend sinnlich wirkt. Es verbreitet sich, dezent aufgetragen, gleichwohl unmissverständlich im Raum. Ich bin zu Beginn des Gesprächs abgekämpft, auch etwas lustlos – ich vergesse indes ganz schnell alle Belastungen um mich herum, ich tauche tief ein in das Gespräch und bin verführt von der Sinnlichkeit der Atmosphäre. Das verhindert nicht, dass mir tiefe Falten am Hals der Patientin auffallen, der Hals wirkt viel älter als das Gesicht, es ist, als säße der Kopf auf einem falschen Hals. Es sind diese durchaus diskrepanten zwischenleiblich-spontanen Eindrücke, die ich mir im Verlauf des Gesprächs vergegenwärtige und bewusst mache. Frau G kommt nach einer partnerschaftlichen Trennung, mit der sie nicht fertig wird, weil sie die Einsamkeit nicht erträgt. Sie weint, wenn sie an die depressiven Momente denkt, die sie befallen. Der Ehemann sei aus dem gemeinsamen Haus ausgezogen. Sie habe ihre Arbeit im Homeoffice organisiert und komme daher nicht unter die Leute, die Kinder hätten sich ins Studium verabschiedet.

Ich versuche in meinen Gedanken die Schilderungen der Depression mit meiner Reflexion auf die «angeregte» Zwischenleiblichkeit zusammenzubringen und stelle mir Fragen: Umgibt sich Frau G mit einer Fassade, die verhindern soll, dass man ihren Schmerz sieht? Baut meine Anmutung der sinnlich-verführerischen Atmosphäre auf einer Gegenübertragung auf oder bringe ich eigene erotische Fantasien gleichsam störend in das bipersonale Feld ein? Was bedeutet es für Frau G, einsam zu sein?

Es ist die Wahrnehmung der Diskrepanz bzw. die Reflexion darauf, dass Resonanz sich nicht in allen Bereichen einstellt. Es gibt gleichsam zwei unverbundene «Resonanzbereiche»: den sinnlichen und den niedergeschlagenen. Und genau die Diskrepanz wird im Folgenden erkenntnisleitend. Frau G ist keineswegs die verlassene und im Stich gelassene Frau. Vielmehr hat sie ihren Mann mit einem Liebhaber betrogen. Seine Attraktivität liege nicht im Sex, der sie angezogen habe, sondern in seiner Fürsorglichkeit. Der Ehemann habe sie in ihrer Persönlichkeit nicht wahrgenommen. Er sei froh gewesen, eine Frau zu haben, die den öffentlichen Verpflichtungen des Ehemanns gewachsen war und gut repräsentieren konnte. Die Wahrheit des Subjektes liegt, so könnte man sagen, in den Halsfalten. Sie sind nicht durch Tücher oder Kragen verdeckt, ihr Anblick teilt etwas mit, das in der Begegnung mit der sinnlich ansprechenden und attraktiven Erscheinung von Frau G leicht unterginge: ihre Bedürftigkeit und ihren Wunsch, imperfekt und schwach sein zu können. Im Erstinterview mit Frau G ist nicht die Resonanz, sondern die Dissonanz, also gerade die widersprüchlichen Resonanzebenen erkenntnisleitend gewesen. Psychoanalytische Erfahrung muss mit ausbleibender oder mit negativer Resonanz umgehen und aus ihnen die Kraft für Veränderung gewinnen können. Vor diesem Hintergrund müssen zwei weitere Bestimmungsstücke einer psychoanalytischen Konzeption von Resonanz aus der Perspektive einer negativen Hermeneutik der Psychoanalyse hinzugefügt werden. Es handelt sich erstens um das Kriterium der Bedeutungsgenerierung durch fehlende Resonanz und zweitens um das Kriterium der unvollständigen Reversibilität.

3 Negative Hermeneutik der Psychoanalyse

3.1 Bedeutungsgenerierung durch negative (fehlende) Resonanz

Entscheidend wichtig für den analytischen Prozess ist es zu wissen, wie neue Bedeutungen generiert werden können. Diese Frage lässt sich auch auf das Konzept der Resonanz beziehen, sodass zu klären gilt, wann Resonanz produktiv oder innovativ werden kann. An dieser Stelle greifen wir zurück auf den französischen Phänomenologen Merleau-Ponty. Ich zitiere aus seiner späten Schrift «Die Prosa der Welt», und zwar eine Stelle, an der es noch nicht einmal um die Begegnung mit einer anderen Person, geschweige denn um eine therapeutische Begegnung geht, sondern um Lektüre-Erfahrung:

> Meine Beziehung zu einem Buch setzt ein mit der einfachen Vertrautheit, die uns mit den Wörtern unserer Sprache verbindet,

> und mit der Vertrautheit der Ideen, die Teil unserer Ausrüstung sind, so wie meine Wahrnehmung des Anderen auf den ersten Blick eine solche der Gesten oder der Verhaltensweisen der ‹menschlichen› Spezies ist. Aber wenn das Buch mich wirklich etwas lehren, wenn der Andere wirklich ein Anderer sein soll, dann muss es dahin kommen, dass ich in einem bestimmten Augenblick überrascht, desorientiert werde und wir uns nicht mehr in dem treffen, was wir an Ähnlichem, sondern in dem, was wir an Verschiedenem haben; und dies setzt eine Umformung meiner selbst voraus wie die des Anderen: es ist unumgänglich, dass unsere Verschiedenheiten nicht mehr so etwas wie dunkle Qualitäten sind, sondern Sinn annehmen. [...] Desgleichen muss mir beim Lesen die Intention des Autors für einen gewissen Augenblick entgehen, er muss sich entziehen; dann trete ich zurück, nehme einen neuen Anlauf, oder ich setze mich darüber hinweg, und erst später lässt mich eine glückliche Wendung darauf zurückkommen und führt mich zum Zentrum der neuen Bedeutung.[102]

Eine Seite weiter heißt es:

> [...] sein Diskurs [sc. der im Buch niedergelegte Diskurs, J.K.] – im Augenblick, wo wir ihn verstehen, und vor allem im Augenblick, wo er sich von uns entfernt und zum Nicht-Sinn zu werden droht, [hat] die Kraft, uns umzugestalten nach seinem Ebenbild und für uns einen neuen Sinn zu öffnen.[103]

Bezogen auf das Gespräch mit anderen bedeutet das:

> Hier beschränken sich die Worte des Anderen oder meine Worte in ihm nicht mehr darauf, im Hörer den Apparat der erworbenen Bedeutungen wie Saiten anklingen zu lassen oder irgendwelche Nachklänge hervorzurufen: ihr Ablauf muss die Kraft haben, mich meinerseits auf eine Bedeutung zu bringen, über die weder er noch ich zuvor verfügten.[104]

Ich übertrage den in diesem Text ausgesprochenen Anspruch auf die psychoanalytische Situation: In den therapeutischen Sitzungen geht es nicht darum, sedimentierte und konventionell gewordene Bedeutungen zu teilen, einfache Übereinstimmungen – Maurice Merleau-Ponty spricht von der «einfachen Vertrautheit» der Worte und der Ideen, «die Teil unserer Ausrüstung» sind.[105] Den Zugriff auf die anonyme, also namenlose, vorprädikative Welt teilen wir, die eingespielten Bedeutungen nutzen wir gemeinsam – aber diese Vorgaben erlauben es nicht, neue Bedeutungen zu kreieren. Transformation ist darauf angewiesen, dass «es Bedeutung nur durch eine Bewegung gibt, die zunächst gewaltsam ist und über jegliche Bedeutung hinausgeht»[106] – gewaltsam deshalb, weil sie den vertrauten Rahmen aufsprengt und es nicht erlaubt, im konventionellen Rahmen zu verharren. Resonanz stellt sich erst ein über einen Umweg, und der ist von Dissonanz, von mangelnder Übereinstimmung, oder aber von einer konventionellen, üblichen, aber nichts verändernden Übereinstimmung beherrscht. Mutative Resonanz entsteht nur aus einer Bewegung, die mit Gewalt verbunden ist, die wehtut, weil sie durch eine Negativerfahrung hindurchgetrieben wird. Dann geht sie über jegliche Bedeutung hinaus, und es ist klar, dass Maurice Merleau-Ponty damit die vorgefertigte und konventionelle Bedeutung meint. Resonanz aber, jedenfalls in den therapeutischen Kontexten, ist nur dann interessant, wenn sie neue Bedeutungen kreiert.

An dieser Stelle ist es relevant, die empirische Psychotherapieforschung einzubeziehen. In den aufwendigen Studien, die sich der empirischen Messung des mimischen Affektausdrucks anhand von Videoprotokollen von Therapiegesprächen in den letzten Jahren gewidmet haben, ist ein Ergebnis mehrfach reproduziert worden: Eine mimische Gleichförmigkeit zwischen Patient und Therapeut im Affektausdruck ist, anders als vielleicht naiv zu vermuten, kein günstiger Prädiktor für den

Ausgang einer Psychotherapie.[107] Sie ist in der Psychotherapie oft genug ein Zeichen dafür, dass der Therapeut – bewusst, vielleicht auch unbewusst – die ihm zugedachten Beziehungsangebote übernimmt, ohne sich von ihnen zu distanzieren. Nur wenn der Therapeut sich nicht in die sich rasch einstellenden zwischenleiblich bestimmten Interaktionsmuster einstimmt, kann er sich dem Übertragungsangebot entziehen und es zusammen mit dem Patienten erkennen und bearbeiten.

3.2 Resonanz und negative (unvollständige) Reversibilität

Um das zweite zu ergänzende Kriterium einzuführen, werde ich mich weiter an die Phänomenologie und Maurice Merleau-Ponty halten. Dieser verwendet ein Konzept der Reversibilität, das mich seit Langem beschäftigt und das ich nun nutzen will. Maurice Merleau-Ponty hat – wie im ersten Teil dargestellt – mit seiner Konzeption der Zwischenleiblichkeit zeigen können, dass es vor aller Reflexion ein Zusammenspiel gibt zwischen dem Sehen und dem Fühlen, dem Sehenden und dem Sichtbaren, zwischen dem Tasten der eigenen Hand und dem Spüren der eigenen Hautstelle, die berührt wird, oder zwischen der Berührung, die ich aussende, und der, die ich vom anderen erfahre. Die präreflexive Zwischenleiblichkeit erzeugt Resonanz. Das Wechselspiel der Zwischenleiblichkeit ist – so scheint es – geprägt von einem unmittelbaren «attunement», einer automatischen Abstimmung, die eine Wechselseitigkeit garantiert. Mit dem Konzept der Reversibilität führt Maurice Merleau-Ponty aber eine Modifikation ein. Er betont, dass diese Umkehrbarkeit zwischen Subjekt und Objekt, Berührendem und Berührtem etc., eine Grenze hat, und er qualifiziert die Reversibilität so: Das Besondere an ihr ist es, dass «es sich um eine immerzu bevorstehende und niemals tatsächlich verwirklichte Reversibilität handelt»[108].

Das leuchtet für die Erlebensperspektive des Einzelnen unmittelbar ein: Ich kann mich nicht zugleich als der, der sich mit dem Blick des anderen identifiziert und der in diesem Moment der andere auch tatsächlich ist, und als der, der den anderen erblickt, erleben. Die Reversibilität ist niemals total. Maurice Merleau-Ponty führt den Gedanken so weiter, dass der Spalt in der Erfahrung überbrückt wird durch die Gesamtheit der Welterfahrung, die mit dem opaken und schwierigen Konzept des «Fleisches der Welt» verknüpft ist. Das ist für unseren Zusammenhang nicht entscheidend. Wichtig ist es, diese Negativität in der sich nie ganz erfüllenden Resonanz zu erkennen und zu würdigen. In die Resonanz ist ein Moment der Antizipation oder des Noch-Nicht, also der Entwicklung enthalten, schon auf der grundlegenden Ebene der Wahrnehmung.

Maurice Merleau-Ponty geht von einer Negativität, einer «gewissen Höhlung», einer «gewissen Abwesenheit» aus, die es erlaubt, etwas zu erkennen, zu verstehen oder neue Erfahrungen zu machen.[109] Immer beachtet werden muss, dass Maurice Merleau-Ponty Phänomenologe ist, er will Wahrnehmungs- und Erfahrungsdimensionen in ihrem Entstehen erfassen.

«Mit dem ersten Sehen, mit dem ersten Kontakt, der ersten Lust findet eine Initiation statt, und das bedeutet nicht Setzung eines Inhaltes, sondern Eröffnung einer Dimension, die fortan nie wieder verschlossen werden kann» – er nennt die ein paar Zeilen später «das Unsichtbare dieser Welt, das, was diese Welt bewohnt, sie stützt»[110].

Ich will diesen Gedanken der Reversibilität und der Negativität in der Resonanz als Merkmal von Beziehungen, da, wo sie den Anspruch haben, wirklich Begegnung zuzulassen, also neue Bedeutungen zu generieren, etwas Neues zu schaffen, herausstellen bzw. in den Bereich der intersubjektiv geteilten

Wahrnehmungs- und Erfahrungswelt hineintragen, wohl wissend, dass sie bei Maurice Merleau-Ponty Charakteristika bereits der Wahrnehmung bzw. der Welterfahrung überhaupt sind. Wie die Tonfolge, das musikalische Motiv bei Proust, anhand dessen Maurice Merleau-Ponty die Bedeutung des ‹Zwischen den Zeilen Hörens› herausstellt, nur lebt und nur verstanden werden kann durch eine bestimmte Abwesenheit, denn sonst wäre sie mit Worten vollständig auflösbar und es gäbe nicht so etwas wie musikalische Resonanz, die uns ergreift, sodass die Musik in den Worten Maurice Merleau-Pontys uns besitzt, nicht wir sie, so gilt auch in der Therapie, dass Resonanz nicht Selbstzweck ist, sondern ein Anstoß, das Eröffnen einer Dimension, die sich dann nicht mehr schließen wird. Gäbe es diesen Spalt nicht, diese Dimension, dann könnte eine Psychoanalyse niemals an ihrem Ende in die Selbstanalyse überführt werden. Natürlich machen diese Gedanken sehr deutlich, wie nahe Maurice Merleau-Ponty an dieser Stelle Jacques Lacan und seiner Konzeption des Seinsmangels kommt.

Der kurze Verweis auf die Musik erfolgte mit Bedacht, und das nicht nur, weil das Tönen im Wort ‹Resonanz› angesprochen ist. Denn wenn die Resonanz auch in der Therapie unverfügbar und ephemer ist, dann erzeugt die therapeutische Resonanz wie im Erleben von Musik eine Bewegung, sie eröffnet eine Dimension der Kreativität und schickt auf die Suche, so wie bei Sigmund Freud in seiner Arbeit über den Narzissmus aus dem Jahre 1914 das Ich-Ideal zum Entwicklungsmotor werden kann, weil es in der Gegenwart enttäuscht, in der Zukunft gesucht, in Freuds Worten «vor sich hin projiziert»[111] wird. Resonanz beschreibt nicht totale, überdauernde und statisch fixierte Übereinstimmung, sondern punktuell hergestellte Gemeinsamkeit, die ein Ereignis im Rahmen eines Gegenwartsmomentes darstellt, zu einem besonderen Kairós, einem Augenblick der geteilten Erkenntnis, der geteilten Betroffenheit, der geteilten Trauer. Sie eröffnet Dimensionen, also auch Zukunft, weil sie Erwartungen erzeugt, die ein Verlangen oder Begehren erzeugen.

4 Dialektik zwischen Konsonanz, Dissonanz und Resonanz

Was aber, könnte man nun einwenden, wenn therapeutische oder psychoanalytische Resonanz auf diese Weise dynamisiert wird, ist unter dem Gesichtspunkt der Resonanz von der tragfähigen und vertrauensvollen Beziehung zu halten, die zu schaffen in der Analyse wertvoll und hilfreich ist und die ja haltfähig sein soll und die in dem dritten Begriff des Titels, der Konsonanz, auftaucht? In der Musikwissenschaft wird als Konsonanz die nicht auflösungsbedürftige Tonkombination bezeichnet. Auf die therapeutische Beziehung angewendet, beschreibt Konsonanz jede Beziehungskonstellation, die nicht der analytischen Arbeit unterworfen werden muss; Freud sprach von der «milden unanstößigen Übertragung»[112]. Sie muss nicht aufgelöst werden. Die so verstandene Konsonanz, wenn sie in einer Beziehung hergestellt und bewahrt werden konnte, gehört zur oben zitierten «einfachen Vertrautheit», aus der heraus unmittelbar keine neue Bedeutung entsteht, die aber die Grundlage oder der Ausgangspunkt für die – im positiven Sinn – erschütternden Neuerfahrungen ist. Auch die Konsonanz entsteht aus einer Resonanzerfahrung, also aus einer Beziehung. Deshalb lassen sich die Bedeutung schaffende und somit innovativ-produktive Resonanz und die Konsonanz als eine absichernde Resonanz unterscheiden. Aber die Verhältnisse sind komplizierter, weil die Konsonanz – um musikalische Metaphern weiter zu benutzen – nicht der immer durchgehaltene Basso continuo ist, auf dem aufbauend sich die konfligierenden Themen inszenieren dürfen. Vielmehr stehen beide in einem dialektischen Verhältnis zueinander. Um sich auf die Übertragungsarbeit einzulassen, braucht der Analysand Vertrauen in den Analytiker und die analytische Beziehung, das ihn absichert und Hoffnung auf die Wirksamkeit der gemeinsamen Arbeit macht. Genau diese absichernde Resonanz oder Konsonanz aber bleibt nicht ohne Weiteres bestehen; in der in den 80er-Jahren des vorigen Jahrhunderts initial sinnvoll geführten Diskussion über das Verhältnis von Übertragungsbeziehung zu therapeutischer Arbeitsbeziehung[113] fehlte das dialektische Modell, das später von Gottfried Fischer überzeugend beschrieben worden ist: Die Konsonanz in der therapeutischen Beziehung, die initial in irgendeiner Form entstehen muss und die den Fortgang der Beziehung absichert und eine Arbeitsbeziehung entstehen lässt, schlägt infolge der Entwicklung der Übertragung um, sodass an ihrer Stelle Dissonanzen auftreten, die die therapeutische Beziehung in einem anderen Licht erscheinen lassen, und zwar auf beiden Seiten des therapeutischen Paares.[114] An diesen Dissonanzen kann dann die therapeutische Arbeit ansetzen. Gleichwohl kann Resonanz nur innovativ und produktiv werden, wenn die Dissonanzen das Beziehungsfeld nicht zerstören. Konsonanz ist die Voraussetzung des Arbeitens, aber sie ist nicht gegeben, sondern wird immer neu geschaffen, immer neu wiederhergestellt. Die Psychoanalyse spannt keine prästabilisierte «Heile Welt» auf, wie sie von Werner Bergengruen im gleichnamigen Gedicht beschrieben worden ist: «Wisse, wenn in Schmerzensstunden/dir das Blut vom Herzen spritzt/Niemand kann die Welt verwunden,/nur die Schale wird geritzt.» Vielmehr spannt sie einen heraklitischen Bogen: «Sie verstehen nicht, wie das eine auseinanderstrebend ineinanderstrebt, wie gegeneinanderstrebend sich Bogen und Leier verbinden.»[115]

Dritter Teil: Die Zukunft öffnen

Das unerledigte Vergangene

Einleitung

Vieles, was vergangen ist, kann in die Gegenwart hineinwirken und insofern nicht erledigt sein, seien es nun Schuldscheine, seien es Folgen von Gesundheitsrisiken oder -schädigungen wie eines Autounfalls, der eine Behinderung verursacht. Es können Verpflichtungen sein, die ich eingegangen bin, z. B. den ersten Vortrag an einer Tagung zu halten, einzulösen am Tag der Tagung selbst. Ich kann also beim Wort genommen werden, und dieses Wort habe ich nicht am Tag der Tagung gegeben, sondern einige Monate zuvor, als die Tagung geplant wurde. Ich muss also heute abgelten, was ich in der Vergangenheit getan oder gelassen (unterlassen) habe. Nun habe ich mich natürlich auch auf unsere Tagung gefreut: Ich habe sie erwartet, und diese Erwartung ist bisher nicht erfüllt, sie ist nun aber dabei, erfüllt zu werden. Dies gilt für negative Affekte gleichermaßen, die ich allerdings nicht mit unserer Tagung exemplifizieren kann. «Unabgegolten» – das meint offenbar vieles: das fortwirkend Andauernde, aus einem vergangenen Ereignis oder Widerfahrnis entstanden; das vertraglich Festgelegte oder Versprochene, das früher ausgehandelt wurde und nun zu erfüllen ist; das Erwartete und Erhoffte ebenso sehr wie das Befürchtete, also der in der Vergangenheit affektiv besetzte Zukunftsentwurf. In allen Fällen wirkt die Vergangenheit in die Gegenwart so hinein, dass die Gegenwart von vergangenem Schicksal und vergangenen Taten, dem vergangenen Versprechen oder der früher gebildeten Erwartung geprägt oder beherrscht ist.

Alle diese Fälle sind wichtig; von ihnen soll allerdings nur ein Aspekt dessen, was aus der Vergangenheit kommt und die Gegenwart beherrscht, aufgegriffen und behandelt werden, nämlich die unbewusste oder besser die abgewehrte Dimension des unabgegoltenen Vergangenen. Nicht jede Abwehr, das ist trivial, ist mit einer Verdrängung aus dem Bewusstsein verbunden, aber doch mit einer Einschränkung der bewussten und intentionalen Verfügung über Erfahrung. Die Wahl dieser psychoanalytischen Perspektive hat freilich Konsequenzen. Sie erschwert den Zugang zum Unabgegoltenen der Vergangenheit an einem entscheidenden Punkt: Als abgewehrte Erfahrung ist das Vergangene, anders als in bisher gegebenen Beispielen, nicht als solches erkennbar, es muss sich erst als solches ausweisen: Dies gilt für alle genannten Spielarten, in denen das Vergangene fortwirken kann. Ich handle hier und jetzt und bin jederzeit beeinflusst von einem Erleben, das nicht von der aktuellen Gegenwart motiviert ist, dessen aus der Vergangenheit stammende Beweggründe mir aber nicht klar und bewusst sind, ja selbst nicht einsichtig werden können, weil sie gar nicht den Index des unabgegoltenen Vergangenen tragen. Dieser Gedanke soll nun kurz vertieft werden.

Das psychoanalytische Verfahren betont die Gegenwart der analytischen Situation; in ihr ist alles präsent und verdichtet. Von dieser Gegenwart aus, durch die Gestaltung der gegenwärtigen Beziehung und Szene, wird Erinnerung überhaupt erschlossen. Wenn es unbewusste Erinnerungen gibt und das Unbewusste, wie Freud nicht müde wird zu betonen, zeitlos ist, so heißt das für Erinnerungen, dass sie Teil der Gegenwart sind, und zwar dort, wo das Subjekt davon nichts weiß. Schon Augustinus hatte von der Gegenwärtigkeit des Vergangenen, der Gegenwärtigkeit der Gegenwart und der Gegenwärtigkeit des Zukünftigen gesprochen und dies auf die Präsenz der Zeitmodi im Bewusstsein bezogen: «Sunt enim haec in anima tria quaedam et alibi ea non video, praesens de praeterito memoria, praesens de praesentibus contuitus, praesens de futuris expectatio»[116]. Für die unbewussten Erfahrungen gilt zugespitzt, dass «contuitus» und «memoria», Erinnerung und Anschauung konfundiert werden. Alles spielt sich präsentisch ab, aber ungeordnet in der gegenwärtigen Repräsentation der Zeitachsen. Der Zeitenabstand, die Perspektive auf die Vergangenheit, muss dann erst hergestellt werden. Deshalb ist das Kernstück analytischer Arbeit, die Arbeit mit und an der Übertragung, so wichtig. Denn sie erlaubt, eine Differenz einzutragen in das gegenwärtige Erleben, der Beziehungspartner Analytiker und das Objekt des Begehrens in der Übertragung rücken auseinander.[117] Aus der Differenzerfahrung entsteht das Zeiterleben. Die erlebte Differenz, dass das Begehren nicht nur auf den gegenwärtig erlebten Beziehungspartner gerichtet ist, wenn ein anderes, lebensgeschichtlich fixiertes Objekt dem aktuellen überblendet ist, verweist auf die Vergangenheit der Erlebnisquellen. Das aber heißt: Zeitlichkeit entsteht nicht durch die kognitive Einbeziehung der Vergangenheit, sondern aus der Bearbeitung der gegenwärtigen Beziehung. In der geteilten und affektiv bedeutsamen Gegenwart wird mithilfe der besonderen Position des Anderen die verschüttete, unbewusst gebliebene Vergangenheit aus der Erlebnis-Gegenwart gleichsam herausgetrieben. Ziel der Analyse ist es nicht bloß, Vergangenes zu bearbeiten, sondern Vergangenheit zu erzeugen, Erfahrungen also mit dem Index des Vergangenen zu markieren. Dass es als solches nicht zu erkennen war, hat freilich damit zu tun, dass diese Vergangenheit eine ist, «die nicht vergehen will»[118], also damit, dass etwas an ihr unabgegolten geblieben ist, das freilich zu brennend belastend ist, als dass es bewusst reflektiert werden könnte.

Die Unabgegoltenheit des Vergangenen, das als Vergangenes erst erkannt werden muss, wird in folgenden Schritten untersucht. Zunächst (1) werden die Gründe, warum Erfahrungen nicht als vergangene erinnert werden können, untersucht und ein Zuviel an Erinnerung von einem Zuwenig an Erinnerung unterschieden. Diese Unterscheidung führt zu einer nächsten (2), nämlich der nach den Inhalten der fortwirkenden, unerledigten Vergangenheit, die in traumatischen Wirkungen, die andauern, aber auch in unerledigten Erwartungshorizonten begründet sein können. Zu fragen wird aber weiter (3) sein, wer überhaupt das Subjekt der Erwartungen ist – in einer intersubjektiven, insbesondere einer transgenerationellen Perspektive wird die triviale Antwort auf diese Frage, nämlich dass es das erinnernde oder in der Erinnerung gehemmte Subjekt ist, nachhaltig erschüttert, wenn wir zulassen, dass unabgegoltene Erfahrungen auch zwischen Menschen und Generationen zirkulieren können. Zurückkehrend zur subjektiven Seite des Erlebens, wird (4) geklärt, wie wir uns die psychischen Orte, um eine Raummetapher zu benutzen, vorstellen können, an denen die unerledigten Erfahrungen deponiert werden. Nun geht es in der Psychoanalyse nicht nur um Erkenntnis, sondern immer auch um Therapie – dieser therapeutische Umgang mit dem unabgegoltenen Vergangenen wird daher in einem abschließenden Teil (5) dargestellt.

1 Gründe der Vermischung von Gegenwärtigem und Vergangenem

Paul Ricoeur hat zu Recht betont, dass die Trennung des Vergangenen vom Gegenwärtigen misslingt, wenn zu viel, aber auch wenn zu wenig Gedächtnis vorhanden ist. «Das Zuviel oder Zuwenig als Gedächtnis haben jedoch den gleichen Mangel, nämlich daß Vergangenheit der Gegenwart anhaftet: ‹die Vergangenheit, die nicht vergehen will›, von der manche der zeitgenössischen Historiker sprechen»[119]. Diese Beobachtung lässt sich durch die analytische Erfahrung gut bestätigen. Zu wenig Gedächtnis ist dort, wo nach dem Modell der Verdrängung eine Erfahrung virulent geblieben, also niemals vergangen ist, vielmehr ihre Wirkung bewahrt hat, sodass sie vergessen, aber nicht verschwunden ist, sondern unbewusst repräsentiert bleibt. Dies ist das neurosenpsychologische Konzept, das auf dem Abwehrprinzip der Verdrängung aufbaut.

Dass zu wenig Gedächtnis da ist, dies begegnet klinisch heute auch in einer radikaleren Weise, wenn nämlich das Andenken in einem größeren Umfang unzugänglich werden muss, wenn also auch die Spur, die – auf welchem Weg auch immer – zur nicht endenden Vergangenheit führt, gelöscht wird. Damit ist nicht bloß ein gradueller, sondern ein qualitativer Unterschied beschrieben: Zu wenig Gedächtnis heißt dann, dass nicht nur die bewusste Erinnerung gelöscht ist, sondern auch die unbewusste Repräsentation in ihrer dynamischen Verbindung zu anderen Repräsentationen angegriffen wird. Zurück bleibt dann z. B. die Halluzination einer Leere, wie dies André Green in seiner Interpretation der «weißen Psychose» beschreibt[120]; zurück bleibt die Fantasielosigkeit, die manche psychosomatische Patienten auszeichnet. Jacques Lacan hat es als Verwerfung bezeichnet, wenn der Repräsentation einer Erfahrung überhaupt der Zugang zur symbolischen Ordnung verweigert wird.[121]

Auf der anderen Seite gibt es aber auch das Zuviel des Gedächtnisses, wo es nicht möglich ist zu verdrängen, wo das Bewusstsein sich von vergangenen Erfahrungen nicht abwenden kann, wo das Erlebte als Flashback einer traumatischen Wiederkehr immer neu in das Erleben einbricht. Diese Wiederkehr ist zu unterscheiden von der Wiederholung[122], so wie sie in der Psychoanalyse Freuds konzipiert ist; denn traumatische Erfahrungen bzw. Bruchstücke traumatischer Erfahrungen kehren oft sehr unbearbeitet wieder, während die Wiederholung im Fall der Neurose eine bearbeitete ist.

Der Unterschied ist wichtig; von A. Green wird er pointiert in Bezug auf die Zeitlichkeit so beschrieben: Einmal gehe es um ein «hors temps», ein «außerhalb der Zeit», wobei Zeit hier die chronologische Zeit des Bewusstseins meint – das neurotische Erleben, das sich in der Wiederholung als assoziationsreiche Spielart des Vergangenen erweist und damit auch schon symbolisierte Bearbeitung ist, hat eine eigene Zeitlichkeit, die man als zyklische Zeiterfahrung[123] charakterisieren könnte. Hingegen ist die Zeit der Traumatisierung ein «Gegen die Zeit», «anti-temps». «Der tödliche Wiederholungszwang [sc. die Wiederkehr, J. K.] situiert den Analytiker in einer gefährlichen Gegenübertragungsposition, wo das größte Risiko darin besteht, im Laufe der Stunden auf der Stelle zu treten, aufgrund der Stagnationseffekte einer endlosen Reproduktion, so daß die Analyse in Langeweile dahindämmert. … Das Objekt ist immer da gewesen, konnte aber nicht unter verschiedenen Perspektiven erscheinen, da es nicht nur in einem Ausser-der-Zeit, sondern in einem Gegen-die-Zeit eingeschrieben war»[124].

Ein Trauma wird in der Gegenwart mit einem Minimum an Neugestaltung wieder aufgeführt, die Zeit wird angehalten; es gibt keine Differenz, und dies in mindestens dreifacher Hinsicht: Es gibt keine zeitliche Differenz, der Schnitt in die (eigene) Haut macht die traumatische Überwältigung zu einem Ereignis der Gegenwart; es gibt keine metaphorische Differenz, keine Differenz also, die durch den Prozess der Symbolisierung gestiftet würde – das Trauma kann nicht erzählt werden. Und es gibt keine Differenz zwischen Objekt und Anderem: Der Therapeut, der z. B. mit einer Bemerkung eine Kränkung verursacht und auf diese Weise zum Angreifer wird, ist kein Übertragungsobjekt mehr, kein Dritter, sondern die Wiederkehr des Peinigers, ein Wiedergänger, «revenant», ein Gespenst im Sinne des ibsenschen Theaterstücks.

Es lohnt, an dem Zuviel und dem Zuwenig des Gedächtnisses die Gemeinsamkeit festzuhalten, die sie verbindet. In beiden Fällen, wenn auch aus unterschiedlichen Gründen, gelingt es nicht, die Gegenwart von der Erinnerung zu befreien, und einmal geht es um die Befreiung der Erinnerungen (aus der Verdrängung), zum anderen aber geht es um die Befreiung von den Erinnerungen (die ins Bewusstsein drängen). Mit diesen Unterscheidungen wird nun weiter gearbeitet, sodass der folgende Abschnitt das soeben Gesagte vertiefen und aus einer anderen Perspektive beleuchten wird.

2 Inhalte des unabgegoltenen Vergangenen

Zum unabgegoltenen Vergangenen gehört also die traumatische Erfahrung. Sie bestimmt sich dadurch, dass ein Ereignis, eine Tat, ein Widerfahrnis nicht in Sprache überführt, nicht in eine Erzählung eingebunden werden kann – mit der Folge, dass die traumatischen Fragmente immer auf der Suche nach einem Rahmen, einer Einbindung bleiben. Das wohl ist der Sinn der ständigen Wiederkehr. Im sog. Flashback ist die Intrusion der erlittenen Erfahrung am anschaulichsten, weil am unmittelbarsten, als Einbruch in die Wahrnehmungswelt zu fassen, in der Intensität der Wahrnehmungsbesetzung am ehesten einer Halluzination vergleichbar. In der Selbstzerstörung, die bis zum Suizid gehen kann, wird mit einer bereits etwas stärker bearbeiteten Form die erlittene Zerstörung gegenüber dem eigenen Körper erneut aufgeführt: Das Trauma wird nicht bedacht oder erinnert, sondern inszeniert, in einer Handlungssequenz wiederholt. Unabgegolten ist die traumatische Erfahrung in dem

Sinn, dass eine Erfahrung durchaus real war, aber nicht verarbeitet, nicht angeeignet, nicht in die persönliche Geschichte integriert werden konnte: Sie harrt in gewisser Weise der Erlösung durch repräsentative Einbindung.

Dieser Konstellation, dass das real Erfahrene unabgegolten ist, weil es nicht in den Gesamtzusammenhang seelischer Repräsentation eingeführt werden konnte, steht eine zweite gegenüber, die es nun zu bearbeiten gilt und die sich so charakterisieren lässt, dass es gerade nicht das real Erfahrene ist, das das Vergangene in die Gegenwart hineinzwingt, sondern vielmehr ein Wunsch, ein Begehren – Erwartungen, die durchaus repräsentiert werden, freilich aber unbewusst bleiben und die sich auf ein Objekt beziehen, das der psychischen Realität, der Vorstellungswelt des Subjekts angehört, aber nicht der äußeren Realität gemachter oder erlittener Erfahrungen. Die Freudsche Konzeption des Fetischismus kann als ein Beispiel – unter vielen möglichen – dienen. Der Knabe, der die Wahrnehmung des Geschlechtsunterschieds verleugnet, sieht nicht, nimmt nicht wahr oder verweigert die Wahrnehmung, dass die weiblichen Genitalien anders gebaut sind als die männlichen und dass das Mädchen/die Frau keinen Penis hat.[125] Er hält an dem Wunsch nach dem Penis der Mutter fest. Sein Erleben wird in der Folge davon geprägt sein, einen Verschiebungsersatz für diesen Penis der Mutter zu kreieren, und zu diesem Zweck eben wird der Fetisch gebildet. Hier geht es nicht um die Diskussion der Tragweite dieses Ansatzes für die heute gültige klinische Praxis, sondern um das Modell selbst: Der Wunsch selbst wird nicht durch die Wirklichkeit korrigiert, er bleibt bestehen und prägt die psychische Entwicklung und die je herrschende Gegenwart. Unerledigt, nicht korrigiert, nicht verabschiedet ist der Wunsch selbst. Dieses Festhalten an einem Wunsch, der unzerstörbar erscheint, enthält in sich ein utopisches Moment, wenn wir auf irgendwelche klinische Klassifizierungen und Bewertungen verzichten. Das Unabgegoltene ist das Noch-nicht der Utopie und des Unerreichten, es steht noch aus, wird erwartet, ersehnt und mit großer Beharrlichkeit, wenn auch ohne eine bewusste Intention, verfolgt. Der Wunsch richtet sich auf ein imaginäres Objekt, auf ein ersehntes Gegenüber, er spielt auf der Ebene der unbewussten Beziehungen.

Davon zu unterscheiden ist eine dritte Konstellation, die wie die vorige auch nicht auf den real gemachten Erfahrungen aufbaut und ein Verlangen nach Einlösung eines gesuchten Zustandes enthält. Hier richtet sich der Wunsch nämlich nicht als triebhaft verankerter auf ein – wie immer unbewusst repräsentiertes – Objekt, das gesucht oder das nicht aufgegeben werden kann. Vielmehr umkreist das Erleben – darin durchaus der ersten Konstellation vergleichbar – eine Leerstelle der Erfahrung, die Ausdruck eines Mangels ist, der ein beständiger Stachel darstellt, ihn doch zu schließen, ihn doch rückgängig zu machen. Dieser Mangel ist einerseits als ein ursprünglicher, ein existenziell notwendiger Mangel konzipiert worden; er ist durch immer andere psychoanalytische Begriffe zu fassen versucht worden. Bei Freud ist es die Urverdrängung.[126] Lacan sieht das Begehren konstituiert durch den Mangel selbst, er zeichnet das Bild einer Kreisbahn des Begehrens: Das Begehren konstituiert sich geradezu dadurch, dass es das Objekt immer umkreist, ohne es je zu treffen.[127] Zeitgenössische psychoanalytische Entwürfe beziehen sich auf nicht repräsentierte früheste Entwicklungsperioden, etwa auf einen «primären akonfliktuellen Narzissmus», also einen Zustand einer anfänglichen In-sich-Geschlossenheit und Selbstgenügsamkeit, der notgedrungen sehr früh verlassen werden muss, oder auch auf eine unsagbare primäre Hilflosigkeit, die den Kern einer gleichsam existenziellen und sprachlosen Urangst bildet.[128] Wir finden den Gedanken aber beileibe nicht nur in der psychoanalytischen Theoriebildung, sondern auch in der Philosophie des 20. Jahrhunderts. Bernhard Waldenfels spricht von der Ur-Diastase als der ursprünglichen Bruchlinie aller Erfahrung[129], Derrida von der Urspur, die an die Stelle des Ursprungs tritt. Alle diese «Ur-Phänomene» beschreiben, dass es auf der einen Seite einen Bruch der Erfahrung gibt, die zugleich ein Bruch des Selbst ist. Ricoeur spricht vom «cogito», das «brisé», gespalten sei[130], und eine «Arbeit der Alterität im Herzen der Selbstheit»[131] bezeuge. Die Andersheit steht nicht neben der Selbstheit, sie hat sich nicht nur aus ihr heraus entwickelt, sondern sie arbeitet ursprünglich und permanent in ihr. Der Bruch, der die Selbstheit prägt, ist ursprünglich. Er ist nicht einfach rückgängig zu machen, und doch bleibt diese Leerstelle der Erfahrungswelt eine ständige Herausforderung, da sie gefüllt werden soll. Das Subjekt bleibt auf der Suche nach einem Ursprung, dessen es selbst nicht habhaft werden kann, als gäbe es einen seelischen Horror vacui. Damit aber lässt sich diese Konstellation noch näher charakterisieren, nämlich als eine, in der die Negativität im Vergangenen, nicht die Positivität eines Ereignisses oder die psychische Positivität eines objektbezogenen Wunsches, zum Bestandteil der unerledigten Vergangenheit und zum Motiv, nach ihr zu fahnden, wird.

Diese Konstellation kann zum einen als eine anthropologische Grundtatsache des Lebens angesehen werden. Andererseits wird sie – gerade in den letzten Jahren – zunehmend von psychoanalytischen Autorinnen und Autoren in Anspruch genommen, die sich der Behandlung von Menschen mit schwersten psychischen, z. B. psychotischen Störungen zugewendet haben. Bei ihnen, so wird angenommen, geht es nicht allein um den allen Menschen gemeinsamen Kern einer Mangelerfahrung, sondern um in frühesten Erfahrungen wurzelnden Erfahrungslücken. Dann fehlt eine symbolische Ordnung, ein repräsentativer Zusammenhang sei es bewusster, sei es unbewusster Erfahrungen, und daher auch Erinnerungen und eine Vergangenheit, auf die sie sich beziehen, nach der sie suchen können. Was gefehlt hat, ist – wie Christopher Bollas sagt – eine transformativ tätige Mutter («transformational object»)[132] oder – in Bions Worten – eine die Alpha-Funktion der Verstoffwechslung und Integration katastrophischer Erfahrungen ausübende Person, sodass Zustände, Affekte, körperliche Erfahrungen hätten zusammengeführt und mit seelischen Repräsentationen verbunden werden können, statt in Handlungen ausgelebt oder in körperlichen Befindlichkeiten kurzgeschlossen werden zu müssen. Das ist der psychische Kern einer «psychose blanche» bei André Green oder der essenziellen Depression bei Pierre Marty. Die Widerfahrnisse werden nicht zu Erfahrungen, weil sie psychisch nicht in einem symbolischen Zusammenhang repräsentiert sind. Es handelt sich um «memories without recollection»[133] oder um eine «memoire amnésique»[134]. Dann also ist die Leerstelle, die umkreist wird, nicht eine mit der Conditio humana mitgegebene, sondern aufgrund eines sehr fundamentalen Fehlens eines schützenden, in das Seelenleben einführenden Objektes entstanden. Auch hier wirkt eine Vergangenheit fort, in der eine Negativität der Erfahrungsbildung zum Stachel der Entwicklung wird, allerdings eine Negativität, die sich ursprünglichen und tiefgreifenden Schädigungen, gleichsam primären Traumatisierungen und nicht dem Leben des Menschen selbst verdankt.

3 Das Subjekt der unerledigten Erwartungen

Bislang wurde ganz selbstverständlich davon ausgegangen, dass das Vergangene der Erfahrungswelt der Person zugehört, sodass man sagen kann, dass die Person sich in irgendeiner Weise zu ihrer eigenen Vergangenheit in Beziehung setzt, sei es bewusst oder unbewusst. Natürlich spielte der Andere, das

Objekt, die wichtige Bezugsperson, explizit oder implizit dauernd eine Rolle, sei es als Objekt des Wunsches, sei es als Täter bei Beziehungstraumatisierungen, sei es als transformationelles, Repräsentation und Erfahrung vermittelndes Gegenüber. Dennoch war vergangene Erfahrung, mit der die Person umzugehen hatte, ihre eigene. Diese Selbstverständlichkeit wird im folgenden Abschnitt infrage gestellt. Ausgangspunkt ist das zunehmende Wissen um die transgenerationale Weitergabe von Traumatisierungen, wie sie in der zweiten und sogar in der dritten Generation jüdischer Familien, aber mittlerweile auch von Täterfamilien gesammelt worden ist. Wegleitend ist dabei die Analyse von Introjektionen geworden: Das Subjekt schreibt sich etwas zu, das nicht einfach der eigenen Intention, dem eigenen Begehren, der eigenen Schuld zugerechnet werden kann, sondern das eine übernommene Schuld darstellt.[135]

Das aber bedeutet, dass das Trauma der Eltern zum «organisierenden Faktor»[136] in der Entwicklung der Kinder wird. Dies kann in ganz unterschiedlicher Weise geschehen.[137] Zum Beispiel wird auf das Kind schwer geschädigter Eltern unbewusst der Wunsch übertragen, es möge die Eltern befreien von der Last der Vergangenheit, indem es gleichsam der imaginäre Ersatz eines etwa im KZ verstorbenen Familienmitglieds wird oder aber in der Weise, dass es besondere Leistungen vollbringt und durch sie den zerstörten Lebensstolz der Familie wieder aufrichtet. In jedem Fall identifizieren sich die Kinder mit dem Schicksal der Eltern in einer besonderen Weise: Ssie verinnerlichen den unbewussten, oft genug ganz sprachlos oder sprachfern transportierten Auftrag der Eltern und handeln aus ihm heraus, weil er ja zu ihrem eigenen geworden ist. Dennoch bleiben diese Aufträge Fremdkörper, im eigenen Selbst vergrabene Fremdanteile, Nicolas Abraham und Marie Torok sprechen von «endokryptischen Identifizierungen»[138]. Die Kinder identifizieren sich dabei mit einer Geschichte, die u. U. vor ihrer eigenen

Lebenszeit liegt. Zur begrifflichen Unterstreichung hat Judith Kestenberg von Transposition gesprochen, wenn es sich um solche historischen Verlagerungen handelt.[139] Dass Erfahrungen solcherart transponiert werden, daran hat einen Anteil der bereits beschriebene unbewusste projektive Druck der Eltern, aber auch der Wunsch des Kindes, mit einem psychisch dauerhaft abwesenden, verstummten Elternteil überhaupt in Kontakt zu kommen.[140] Nun sind die Transposition, die Projektion und die Identifizierung ja keine mystischen Vorgänge. Sie vermitteln sich in den elterlichen Handlungsformen, in der Milieugestaltung des Elternhauses, im Verhalten und im Sprechen bzw. Verstummen. Keine Generation ist, so hat Freud schon früh betont, in der Lage, «bedeutsamere seelische Vorgänge vor der nächsten zu verbergen»[141]. Das Kind erlebt, dass bei den Eltern Affekte verkümmert, Erfahrungen verborgen, ja verboten sind, erlebt zugleich die dringlichen Erwartungen, sei es, am Verstummen teilzunehmen, sei es, die verbotenen Affekte zu leben. Es wird so, in der treffenden Formulierung von Michael Buchholz, zum «Depot für das elterliche Nicht-Ich (die abgelehnte Vergangenheit, das Geheimnis), ohne es besitzen zu können»[142]. All das gilt im Übrigen auch für die Täterkinder.

Entscheidend für unseren Zusammenhang ist, um dies noch einmal festzuhalten: Unabgegolten in dieser Konstellation ist eine Vergangenheit, die uneingelöst bleibt, die aber nicht vom Betroffenen selbst, der als Opfer, vielleicht auch als Täter keine Chance zur Verarbeitung hatte, verarbeitet werden konnte, sondern als uneingelöste von den nachfolgenden Generationen unbewusst übernommen wird. Andersherum betrachtet, findet sich in der Erlebnisgegenwart des Kindes ein hartnäckig immer weiter geführter leidvoller Erlebnisanteil, der u. U. auch in langen Therapien unklar und schlecht auflösbar erscheint.

Klinisches Beispiel

Zur Illustration gebe ich an dieser Stelle ein klinisches Beispiel Schon seit einigen Jahren behandle ich Frau H. Mithilfe der Therapie gelingt es ihr, sich von einer doch schwerwiegenden und lebensbedrohlichen Essstörung zu verabschieden und sich in ihrer seelischen Struktur zu stabilisieren. Gleichwohl scheitern die therapeutischen Bemühungen an mehreren Stellen. Einige hartnäckig persistierende und für Frau H leidvolle Haltungen ändern sich nicht. Ich frage mich als Therapeut immer wieder:

- Warum kann sie die persönliche Entwicklung nicht positiv besetzen, warum ist sie so trennungsintolerant? Wir haben schon viel daran gearbeitet und miteinander die Hypothese erarbeitet, dass die allzu verwöhnenden, selbst so wenig abgegrenzten Eltern ihr eine Grenzerfahrung nie ermöglicht haben. Aber die Arbeit an diesem Punkt bewirkt kaum etwas. Jede Erfahrung von Loslösung bleibt bedrohlich, Frau H kann sich nicht trennen, auch von mir in der Therapie nicht.
- Warum hat sie das Gefühl, dass ihr Eigenes nichts wert ist, dass es immer die anderen sind, die gut und erfolgreich sind? Sie kann die eigenen Leistungen nicht mit Aufmerksamkeit und Achtung besetzen. Wir bearbeiten eine Neiddynamik, Frau H entwertet sich selbst immer im Vergleich mit ihren Freundinnen, überhaupt mit allen Frauen. Sie wertet sich ab, um Gefühlen zerstörerischen Neides zu entgehen. Aber auch dieser therapeutische Fokus führt nur zu begrenztem Erfolg.
- Warum schliesslich bewahrt sie immer eine Angst davor, verrückt zu werden?

Der Knoten, der die Analyse behindert, wird endlich und anhand eines Ereignisses deutlich. Ich mache eine Empfehlung in Bezug auf das doch irgendwann eintretende Ende der Therapie hin und schlage vor, Frau H solle keine andere Therapie nach der Beendigung unserer Arbeit anschließen. Ich wundere mich selbst darüber, dass ich diese Empfehlung formuliere, und betrachte sie im Nachhinein als eine Art des Gegenübertragungsagierens. Natürlich hatte ich auch gute Gründe: Frau H hatte vorher schon eine Therapie gemacht, ich wollte mit der Empfehlung ihr dazu verhelfen, dass sie sich verselbstständigen kann. Dennoch fällt die Empfehlung aus dem Rahmen meiner Arbeitsweise heraus und fällt mir auf. Aber auch Frau H empfindet sie als sehr unangenehm, wie sich nach einer Weile herausstellt: Sie fasst die Empfehlung als Verbot auf, das zwingend ist, ein Oktroi, gegen das sie sich nicht wehren kann. Sie will so gern eine körperbezogene Therapie anschließen, dieser Wunsch aber ist nun durch meine Empfehlung verstellt, als hätte ich ein Tabu aufgebaut. Eine Zeit lang bewegen wir uns in einem leerlaufenden Zirkel. Wir besprechen miteinander, dass Frau H das Gefühl hat, nicht nur mir alles recht machen zu müssen, sondern dass ich zugrunde gehe, wenn sie nicht im Einklang mit meiner Empfehlung handelt.

In der Bearbeitung dieses Tabus, das Anklänge an die Vorstellung von Todsünde bei uns beiden hervorruft, kommen wir rasch auf den Vater der Patientin und seine Familie zu sprechen. Ein familiäres Detail kommt zur Sprache, das zwar schon einmal, ein einziges Mal benannt worden, aber das wieder verloren gegangen war bzw. aus der Bearbeitung ausgeschlossen worden ist: Eine Schwester des Vaters wurde im jungen Erwachsenenalter schizophren, und zwar, so will es die tradierte und geteilte Überzeugung in der Familie, als sie beruflich eigene Wege gehen wollte. Da traf sie der Fluch seiner ausgesprochen engstirnig denkenden Eltern. Der Vater von Frau H hat ein

Leben lang versucht, sich aus dem engen Milieu seiner Herkunftsfamilie zu lösen; die Angst vor dem Wahnsinn der Schwester bleibt offenbar ein unbearbeiteter Komplex für den Vater, aber auch eine Zone familiären Schweigens: Es gibt kein Gespräch über die Tante, die in einem Übergangsheim wie ein Untoter der Familie lebt.

Die Patientin ist die Tochter des Vaters, ihm sehr verbunden. Was sie nun spürt, ist, dass sie zum Container der väterlichen Ängste und Normen wird: Er überträgt ihr die eigenen Verrücktheitsängste, und er implantiert in ihr die Tabus, die er selbst nie recht bearbeitet hat. So wirkt die enorme Kraft der wie ein Gesetz erlebten Vorstellung: Es wird der eine wahnsinnig oder stirbt, wenn der andere sich entfernt. Deshalb darf es keine Eigenständigkeit geben – und diese Regel steht in völligem Widerspruch zur vorgetragenen Liberalität der Familie. So erklärt sich auch, warum Frau H ihr Eigenes als irgendwie bedeutungslos erlebt: Sie lebt noch gar nicht in einer ihr zugehörigen, von ihr verantworteten Welt. Sie trägt die Angst des Vaters vor dem Wahnsinn des Bruders in sich, sie entlastet den Vater, indem sie sich nicht wie der Bruder in unheilvoller Weise löst, aber auch indem sie – ich füge hinzu: an seiner statt – die Verrücktheitsängste bewahrt.

Erst die Arbeit an dieser transgenerationalen Perspektive erlaubt es, den vorher unveränderbar erscheinenden Knoten der Analyse ein wenig zu lockern.

4 Die psychischen Orte der Repräsentation des Vergangenen

Nachdem soeben beschrieben wurde, was der Inhalt der unabgegoltenen unbewusst oder unverfügbar bleibenden Erinnerungen ist, von wem sie ausgehen und was ihre Unverfügbarkeit ausmacht, soll nun in einem weiteren Schritt geklärt werden, wie die Repräsentation der uneingelösten Vergangenheit vorzustellen ist. Es ist eine schwierige Frage, weil wir uns nicht mit der augustineischen Raummetapher der «recessus memoriae meae, multiplices amplitudines»[143] begnügen können und weil wir überlegen müssen, was es heißt, dass Erfahrungen nicht repräsentiert sind – denn in irgendeiner Weise stellen sie sich ja dar. Was von Augustinus allerdings übernommen werden soll, das ist die Raummetaphorik, die dazu dienen soll, die seelische Verankerung des ja eigentlich temporal bestimmten Erlebens fassbarer zu machen. Augustinus beschreibt gleichsam einen zeitlich dynamisierten Raum der Seele, wenn er von den «distentiones animi» spricht. Rolf Peter Warsitz schreibt dazu:

> ‹Distentio› meint hier den Prozeß des Auseinanderspannens der Seele und des Geistes. Er vollzieht sich rhythmisch – wiederholend: als Aufhebung und Aushöhlung aus einer Leere wie beim Atemraum, dessen Negativierung dann wiederum den Verlust psychischer Räumlichkeit darstellt. Und diesen zyklisch negativierenden Prozeß der Ausdehnung des Raums der Seele und ihres Kollapses bezeichnet Augustinus als die Zeit: ‹Daher scheint es mir, daß die Zeit nichts Anderes ist als eine Art Ausdehnung: aber wessen Ausdehnung, weiß ich nicht […] Doch sollte es mich wundern, wenn nicht des Geistes (der Seele) selbst›.[144]

Die Metapher seelischer Räume als der Aufspannung und des Kollabierens des Seelischen soll weiter genutzt werden, weil mit Raummetaphern Zugänge verbildlicht werden können. Wenn die Seele nicht auseinandergespannt ist, keine Übergangsräume ausbildet, d. h. keine Fantasie-, keine Denkräume, dann ist der Erfahrungsraum rund um die Erfahrung, die gemacht worden ist, kollabiert. Mit einem anderen Bild arbeitend, könnte man auch sagen, dass in einer seelischen Erfahrung die Brücken heruntergelassen sind – und das sind die sprachlich organisierten Brücken, die vernichtet werden, sodass vielleicht am Ende nicht einmal mehr assoziative Brücken übrig bleiben. Die Raummetaphern umschreiben ja letztlich semiotische Strukturen, sie sollten in Zeichen- oder Repräsentationszusammenhänge überführt werden, denn therapeutisch ist es von entscheidender Wichtigkeit, das Ausmaß der Zugänglichkeit bzw. Unzugänglichkeit des unabgegoltenen Vergangenen bestimmen zu können. Nicht alle diese Zeichen sind sprachlich oder verbal symbolisch verfasst. Der Körper mag als Ort einer Einschreibung fungieren, die nirgendwo anders erscheint. Symptome können bloß Zeichen im Sinne von Indices, Hinweisen sein, aber auch als Symbol oder Ikon einen inhaltlichen Zusammenhang mit der unabgegoltenen Erfahrung haben. Schließlich können sich semiotische Zeichen finden in der Negativität der Abwesenheit von Gedanken, als Auslassungen, als fehlende Reaktionen, oder als Handlungsformen, die selbstdestruktiv oder fremddestruktiv erscheinen, aber in sich eine Referenz auf die uneingelöste Vergangenheit beanspruchen.

An anderer Stelle habe ich mit Raummetaphern gearbeitet[145], von denen ich jetzt noch einmal einige nutzen will, um die Form der Repräsentation des uneingelösten Vergangenen zu verbildlichen.

4.1 «Müllberge des Vergessens»[146]

Alexander Mitscherlich hat zusammen mit dem Künstler Antoni Tapies im Jahre 1976 ein merkwürdiges Buch verfasst, das beide auf Stein geschrieben oder gemalt haben. Es trägt den Titel «Sinnieren über Schmutz». In diesem Traktat, das eindrucksvoll illustriert ist und durch die Handschrift Mitscherlichs (der Text ist nach wie vor nur in der Handschriftversion erhältlich) eine besondere Sinnlichkeit ausstrahlt, wird die anale Welt umfassend charakterisiert, aber nicht nur die, sondern die psychische Struktur, die auf Verdrängung aufbaut, überhaupt. Denn dort wird ausgegrenzt, was intrapsychisch nicht ertragen wird, wogegen sich die Abwehr stemmt – und das energisch gegenbesetzt wird. Aber das Ausgegrenzte kehrt wieder, der verdrängende Mensch gibt seine verdrängten Empfindungen in irgendeiner Form auch immer von sich preis. «Durch alle Poren dringt ihm der Verrat», sagt Freud in seiner Abhandlung zum Fall Dora.[147]

Verschlungen ist freilich der Weg der Verschlüsselung. Schon die freudschen Modelle sind komplex, sie arbeiten mit der Annahme unbewusster Vorstellungen, die ihrerseits nach einem anderen Prinzip organisiert sind, das als Primärprozess gekennzeichnet ist. Lacan reformuliert diesen Primärprozess als Arbeit an der Sprache. Entscheidend ist in unserem Zusammenhang, dass das Vergangene repräsentiert bleibt, freilich nicht ohne Weiteres als Positivität einer symbolisch sedimentierten Erfahrung, sondern auch als Auslassung, als Leerstelle in der bewussten Verfügung der sprachlichen Zeichen. Der Weg zur so niedergelegten Vergangenheit ist hier der klassische Weg der Psychoanalyse, der Weg über das Hören auf die Sprache, auf die in den freien Assoziationen des Analysanden umspielten seelischen Erfahrungen, die der Verdrängung anheimgefallen sind, aber auch in dem Verständnis der gesamten psychoanalytischen Situation, zu der die Körperlichkeit und die Beziehungsinszenierungen dazugehören. Entscheidend dabei ist es, dass ein Erlebniszusammenhang erhalten bleibt, der auch die unbewussten Erfahrungen umspannt.

4.2 Eremitagen, Refugien, Retreats

Eine Eremitage will Grenzen ziehen, Räume des Erlebens schaffen, die nicht restlos abgeschirmt sind, aber doch Schutz gewähren. Eine Eremitage ist ein Zufluchtsort, ein Refugium, ein innerer Raum der Sicherheit. Am besten bekannt geworden in der analytischen Diskussion ist der Begriff des «psychic retreat»[148]. «Sie [sc. die Patienten] ziehen sich hinter ein mächtiges Abwehrsystem zurück, das ihnen als Schutzpanzer oder Versteck dient. Gelegentlich kann man beobachten, wie sie mit großer Vorsicht, wie eine Schnecke aus ihrem Haus, hervorkommen, um sich sofort zurückzuziehen, wenn der Kontakt mit zuviel Schmerz oder Angst verbunden ist»[149]. In den Rückzugsorten selbst mögen dann viel Dynamik und Fantasie Platz haben. Aber sie versammeln Erfahrungen, die einer Kommunikation mit anderen nicht mehr anvertraut werden. Der Preis für diesen Schutz ist hoch, er kann zu hoch werden, wenn wie in der Anorexie der Rückzug nur in der völligen Autarkie von äußerer Zufuhr gelebt werden kann, wenn nichts mehr über die Lippen kommen darf, kaum Worte, aber vor allem nicht mehr die Nahrung. Der in der frühen Lebensgeschichte gebildete Erwartungshorizont einer unendlichen Gefahr etwa, die von der eigenen Wunschwelt für das Objekt ausgeht, das von der eigenen Gier verschlungen wird, wird in das Refugium eingesperrt und eingehegt, und dort wird es gelebt oder bearbeitet.

Im «retreat», im Refugium bleibt eine Welt der Zeichen erhalten, aber die freie Verbindbarkeit der Zeichen untereinander wird erheblich eingeschränkt oder aufgehoben. Dissoziation und Spaltung heißen die zugehörigen Abwehrkonzepte. Was dem Anderen auffällt, das sind die Abbrüche des Sprechens, aber auch die Kompromisslosigkeit dichotomer Zuschreibungen, die in den Kategorien von gut-böse, innen-außen, heilig-profan etc. erscheinen und die doch, so abrupt und vermittlungslos sie wirken mögen, einzig dem Schutz dienen, dem Schutz eines Guten, das sich gegen die destruktiven Erfahrungen behaupten und schützen muss. Mehr noch als in den «Müllbergen des Vergessens» ist der Andere, die Therapeutin darauf angewiesen, nicht nur auf die sprachlichen Äußerungen zu hören, sondern in ihre Hör- und Wahrnehmungswelt auch den Körper und seine Sprachen oder das Beziehungsverhalten, die Handlungsweisen und das Atmosphärische einzubeziehen, also auch die von Julia Kristeva so genannten semiotischen neben den symbolischen Formen der Kommunikation[150] zu beachten und – als Erfahrungswissen des Subjekts – auch zu achten. Eine Eremitage ist demnach, auch wenn sie ein Versteck in der Einsamkeit ist, nicht von einer anderen Welt, sie ist nicht aus den Repräsentationszusammenhängen herausgefallen. Die Mauern der Rückzugsorte mögen hoch sein, aber sie sind zu überwinden. Das gelingt aber nur dann, wenn der Rückzug ernst genommen wird und der sich Zurückziehende nichts ans Licht, in die Öffentlichkeit gezerrt wird. Denn die Schaffung des «retreat» zeugt von einer grundlegenden Gefährdung von Vertrauen in andere.

4.3 Krypta

Die Krypta ist ein Raum, der viel hermetischer abgeschlossen ist. «Kryptein» heißt verbergen. Eine Krypta ist versiegelt, ein wirklich inneres Ausland, das nicht zu fassen ist, zu dem keine Durchlässigkeit möglich ist. Insofern lässt sie sich als eine Steigerungsform des «retreat», der Eremitage auffassen. Aber eine Krypta wirkt, obgleich es keinen erkennbaren Zugang zu ihr gibt. Ein Bereich, der einmal entstanden ist, dessen Ursprünge vielleicht gar nicht mehr sichtbar sind. Die Krypta erscheint «oben», in der Taghelle des Bewusstseins oder im Lichte der alltäglichen Lebensformen, als eine Leerstelle, allerdings eine, von der eine lähmende Gewalt ausgeht, die gleichwohl nicht greifbar ist.

Als ein Beispiel kann die «Krypta im Ich» dienen, die durch die implantierte Imago eines nicht vorhandenen, aber doch präsenten toten Kindes im nachgeborenen Kind erzeugt wird. In einem frühen Aufsatz habe ich diese Dynamik einmal an den Schicksalen u. a. von Ludwig van Beethoven und Salvador Dali gezeigt.[151] Die transgenerationale Weitergabe unerträglicher Erfahrungen, von der oben die Rede war, ist eine weitere Form einer solcherart verschlossenen, implantierten Welt von innerlich abgekapselten Zeichen. Der verrückte Onkel der genannten Patientin diente als klinisches Beispiel. In der Krypta finden sich die verstorbenen Untoten der eigenen Geschichte, die nicht betrauerbaren schrecklichen Verluste. Aber die Krypta ist nicht nur als Ort eines Verbergens lesbar, sondern auch als Darstellungsform. Denn nur so, nur in dieser Form der sich der Bezeichnung entziehenden Erfahrung, die nur als Verstummen, als nicht mehr greifbare präsent ist, als radikale Leerstelle, kann sich die – von Bion so genannte – katastrophische Erfahrung überhaupt mitteilen. So fällt auch die Krypta letztlich nicht aus der Welt, obgleich sie sich so weit als nur möglich abschottet. Denn gerade die Abschottung selbst ist die Darstellung eines nicht mehr in irgend anderer Weise vermittelbaren Schmerzes.

Eine solche Negativität des Ausdrucks als Ausdruck eines unsäglich, unsagbar werdenden Negativen kennzeichnet nicht nur klinische Erfahrung, sondern begegnet uns auch in literarischen Texten. Die Krypta erscheint dort als ein «Grab im Text», wie Uta Werner im Rahmen einer Interpretation von Paul Celans Lyrik betont hat. Was sie zur Lyrik Celans sagt, ist insgesamt für den inneren Ausschluss wichtig, den wir mit dem Bild der Krypta bezeichnet haben.

> Celans Gedichte sind als (unterirdische) Textlandschaften so konzipiert, dass es scheint, als könnten die unauffindbaren Toten eingesammelt [sc. werden] und in einer Art Textgrab ihre letzte Ruhe finden. Wie verschwiegene Kenotaphe, wie die leeren Grabmale zur Erinnerung an nicht in der Heimat Begrabene, so fungieren die Tiefen der Celanschen Gedichttexte als Bestattungsort. [...] Nur oberflächlich betrachtet, beherrscht diese Gedichte eine Kommunikationsverweigerung. Jede Überführung ins Lesbare [...] muss unweigerlich durch ein ‹Sich-Wundlesen› hindurchgehen. [...] Erst dieser dunkle Raum ihres Sprechens bringt die Möglichkeit hervor, die empirische Realität in einem mehrschichtigen Schweigen als äusserstes Entsetzen erfahrbar zu machen [...] Im Kern des Verstummens, als sich immer wieder löschende, bloss transitorische Lesbarkeit des Kryptischen, plaziert Celans Lyrik eine ‹Mitteilung des Nicht-Mitteilbare›, deren eminente Versprachlichungsproblematik auf diese Weise zur Sache der Nachwelt wird.[152]

Dies ist zugleich die Aufgabe des Therapeuten, nicht nur zur Sprache zu bringen, was verschlossen werden musste, sondern zugleich das Entsetzen und den Schrecken bearbeitend zu würdigen und zu bewahren, der Anlass zum Bau der Krypta gewesen ist. Den Schmerz zu spüren, das ist die Voraussetzung einer sich nicht mehr verbergenden Erinnerung um den Preis, dass der Schmerz anhält: «Nur was nicht aufhört weh zu thun, bleibt im Gedächtnis»[153], so Nietzsche.

5 Die therapeutische Arbeit an der Vergangenheit

Abschließend soll nun noch einmal in gebündelter Form zusammengefasst werden, was bereits im Verlauf der Ausführungen, vor allem aber im letzten Abschnitt angesprochen wurde, nämlich die Mittel und Wege einer psychoanalytisch-therapeutischen Arbeit an und mit der Vergangenheit. Dieser letzte Teil steht also am Ende und fügt nicht alle, aber einige wichtige Fäden des bereits Gesagten in anderer, praktisch-schlussfolgernder Weise zusammen. Zugleich soll das Ergebnis der therapeutischen Arbeit an dem uneingelösten Vergangenen benannt werden.

5.1 Das Vergangene als Vergangenes sichtbar machen

Therapeutisch geht es zunächst einmal darum, das Vergangene als Vergangenes sichtbar zu machen. Die Vergangenheit als unbewusst gebliebene Vergangenheit präexistiert nicht. Sie lässt sich als bewusstes Wissen um das, was war, nicht aufrufen. Sie erschließt sich nicht von allein und selbstständig, dazu wird die Begegnung mit dem Anderen, die Arbeit des Analytikers, gebraucht. Sie erschließt sich in den Falten, Spalten und Brüchen, die sich in der Intentionalität des Bewusstseins anzeigen, in den assoziativen Verknüpfungen der Sprache. Sie äußert sich in einer Negativität, nistet sich an den Rändern der Intention ein, an den «Bruchlinien der Erfahrung», die die Intentionen unterlaufen und infrage stellen. Diese Negativität oder Differenz darf nicht als Störung eliminiert, sondern muss umgekehrt geradezu zu einer Arbeitsgrundlage erhoben werden. Erst dann ist es möglich, gemeinsam zu erkennen, dass ein Bild, das der Analysand von sich und anderen entwirft, auch ein Erinnerungsbild ist, ein Bild, das sich aus den gemachten Erfahrungen speist, ohne wirklich vergangen zu werden; Maurice Merleau-Ponty hat dafür die schöne Formulierung gefunden: «einstige Gegenwart, die sich weigert, Vergangenheit zu werden»[154]. Um dieser Negativität gerecht zu werden, sind Techniken notwendig, die Differenzerfahrungen ermöglichen. Dazu zählen die nicht konventionellen Kommunikationsweisen in der Analyse, das Schweigen, das Setting, die besonderen Formen des Redens und Hörens, die sog. Grundregeln. Wilfried Bion hat von der Rêverie gesprochen, dem träumerischen Ahnungsvermögen, zunächst der Mutter, die erahnt, was das Kind will, dann aber auch des Analytikers. Er kennzeichnet die Rêverie folgendermaßen: Sie ist «die Geistesverfassung, die für die Wahrnehmung aller ‹Dinge› von dem geliebten Objekt offensteht und deshalb in der Lage ist, die projektiven Identifikationen [...] aufzunehmen, gleich ob sie von dem Kind nun als gut oder als böse empfunden werden»[155].

Bion ist aber auch derjenige, der die Gefahren beschworen hat, die im Verfahren enthalten sind. Dabei ist die größte nicht, dass eine Vergangenheit bloß konstruiert und nicht rekonstruiert wird, wenn die Analyse dazu verhilft, eine konsistentere Erzählung der eigenen Vergangenheit zu leisten. Nein, größer ist das Risiko, aus der Gegenwartserfahrung heraus allzu schnell eine Vergangenheit zu konstruieren, um der Gegenwart schmerzhafter Erfahrungen zu entgehen. Bion spricht von der Gefahr einer kollusiven Beziehung, die dazu dient, die Heraufkunft unbekannter Erfahrungen («emergence of the unknown») zu verhindern.[156]

5.2 Das andernorts und nur negativ Repräsentierte der Vergangenheit überhaupt spürbar machen

In der Beschreibung der Orte des Vergangenen, vor allem der Krypta, klang schon an, dass die analytische Erfahrung sich an den Rändern der Repräsentierbarkeit vergangener Erfahrungen bewegen muss, wenn sie schwersten traumatischen Leiden oder psychotischen Störungen gerecht werden will. Dazu gehört es auch, spüren zu wollen, wie das unfassbare, sprachlich nicht fassbare erlittene Leiden doch sich darstellt, sich anzeigt oder indiziert. Dabei wird der Einsatz der Gegenübertragung, und das heißt ja: des gesamten Erlebenshorizontes des Analytikers/der Analytikerin, in der psychoanalytischen Theorie der Technik der letzten Jahre immer wichtiger. Der intersubjektive Prozess der Projektion und Introjektion von nicht reflektierbaren Erfahrungen, den wir beim Nachdenken über die transgenerationale Weitergabe vergangenen unsäglichen Leidens dargestellt haben, findet, so die Annahme, auch in der therapeutischen Beziehung statt. Zugespitzt formuliert bedeutet dies, dass die Zeichen oder Anzeichen am Ort des Anderen und zunächst nur dort wahrnehmbar sind. Damit ist kein mystischer Vorgang der Transaudition des Unbewussten beschworen. Vielmehr geht es vor allem um eine Ausweitung, vielleicht auch Radikalisierung des in der analytischen Diskussion mittlerweile weithin akzeptierten und soeben zitierten Konzeptes der Rêverie als der inneren Arbeit des Analytikers. Es sind drei neue Termini, die dabei aufgeworfen worden sind[157]: Regredienz, Figurabilität und Überzeugtheit, vielleicht wäre es besser, statt dem Letzten zu sagen: subjektive Evidenz. An die Stelle der Regression tritt die Regredienz. Der Analytiker lässt sich gewissermaßen ohne den Schutz einer stabilisierenden Orientierung an einer Zeitschiene ein auf einen traumartigen Erlebenszustand, der traumartig daher ist, weil er einen Rückgang zu inneren Bildern, also gleichsam an das (pseudo- oder endohalluzinatorische) Wahrnehmungsende analytischer Wahrnehmung erlaubt, eben wie dies im Traummodell des berühmten siebten Kapitels der «Traumdeutung» von Freud beschrieben worden ist.[158] Die Regredienz ermöglicht Figuration, also die Tätigkeit des Analytikers, eine Erfahrung auf diese Weise überhaupt fassbar, in Repräsentation umformen zu können. Ausgelöst durch die Negativität der stummen Erfahrung eines psychotisch kranken Menschen etwa figuriert der Analytiker/die Analytikerin in sich eine reale substitutive Szene, die – das war der dritte Punkt – sich aufdrängt, also einen hohen Grad subjektiver Evidenz erhält. Diese substitutive Erinnerung übernimmt, wenn sie für den Analysanden etwas anstößt, die Funktion einer Deckerinnerung, sie steht an der Stelle einer unmöglichen Erinnerung, ist eine Figuration, eine Verbildlichung unmöglicher Erfahrung, und an diesem Bild kann sich die vorsichtige und langsame Arbeit an der Repräsentabilität orientieren. Von der Rekonstruktion einer Geschichte ist diese Arbeit an der Figurabilität von Erfahrungen noch weit entfernt, aber sie kann dazu führen. Die aktuelle psychoanalytische Diskussion wird freilich mit irreführenden Begriffen geführt; so oft ist die Rede von «un-represented states», dabei geht es doch vielmehr um die Erfahrbarkeit einer äußersten Grenze der Repräsentation, zu der die Negativität der Erfahrung als Repräsentation des Negativen eben dazu gehört.

Klinisches Beispiel

Frau I sitzt zurückgezogen in ihrem Stuhl, hochaufgerichtet, eine große Frau, die kaum mit mir spricht. Sie hat eine Absage erhalten, sie sucht eine neue Stelle und hat sich beworben. Sie sagt lange nichts dazu. Sie versinkt, wie ebenfalls schon öfter, in Schweigen. Ohne dies vorher intendiert zu haben, wehre ich mich in dieser Stunde nicht gegen den Affekt, der mir entgegenkommt. Ich überlasse mich ihm. Ich weiche nicht aus, wie oft, kämpfe nicht, manchmal durchaus auch mit der Waffe der Deutung, gegen das erdrückende Verstummen von Frau I. Inmitten des Schweigens sagt sie mir, dass sie sich eigentlich überlegt habe, ob sie denn noch weiter in die Therapie kommen solle. Die Deutungsebene, die sich anbietet und auf die ich in ähnlicher Weise schon öfter zurückgegriffen habe, ist auf der Ebene der Objektbeziehung angesiedelt, etwa: «Sie werden zurückgewiesen, nun lassen mich fühlen, wie es für Sie ist, verlassen zu warden.» Das wäre eine sachlich richtige Deutung, aber sie erfasste nicht den affektiven Gehalt der lastenden Atmosphäre, die in mir selbst eine tief verzweifelte Stimmung anzeigt. In diesem Moment fällt mir Polanskis Film «Wenn Katelbach kommt» ein, genauer die Schlussszene, in der der Held alle aus seinem im Waadtland liegenden Schloss ausweist, wie ein allmächtiger Herrscher, der alle wegschicken kann – nur um am Ende auf einem Stein sitzend auf das um ihn herum steigende Hochwasser zu warten und nach der Mutter zu rufen. Ich erwähne nicht den Film, das hätte ich tun können, das wäre mir aber zu intellektuell abgehoben erschienen – daher beschreibe ich nur den emotionalen Gehalt dessen, was sich mir als figuriertes Bild darstellt: «Es ist so viel leichter, selbst alle fortzuschicken, als verlassen zu werden – nur: Am Ende ist man noch einsamer als zuvor, der Triumph hält nicht so lang an, und nachher bleibt ein so bedrohliches Gefühl zurück, dass niemand und nichts mehr da ist, an das man sich halten kann, so als würde man überflutet von der Einsamkeit, die einen zu ertränken droht.» – In der nächsten, dann letzten Stunde kommt mir eine wesentlich entspanntere Patientin entgegen, die mir von einem Nachttraum nach der letzten Sitzung erzählt, in dem mehrere Bilder von immer neu verhinderten Abreisen an Bahnhöfen und anderen Orten enthalten sind: In dem Moment, als ich mich einlasse auf den Verzweiflungsaffekt und ihm ein Bild verleihe, strukturiert sich das Erleben von Frau I, und ein bislang unerträglicher Affekt hat einen – wie immer auch fragilen und vielleicht vorübergehenden – Zugang zur eigenen repräsentationellen Welt.

5.3 Das Sich-Abfinden mit dem neu entdeckten Vergangenen

Der bis heute nicht eingelösten Vergangenheit ansichtig zu werden, sie bedenken zu können, das wird zu einer neuen Herausforderung.

Unter Umständen ist es möglich, die Vergangenheit als solche zu erkennen und damit hinter sich zu lassen, ein neues Verständnis für das eigene Gewordensein zu finden, die Erzählungen der eigenen Lebensgeschichte fortzuschreiben, anzupassen oder zu verändern.[159]

Aber es wird auch notwendig, sich der Tatsache der Uneingelöstheit selbst zu stellen. Sie kann die Quelle von Hoffnung sein, wenn einerseits der uneingelöste Wunsch, der aus der eigenen Geschichte wach wird, gesehen und in die Entwürfe der eigenen Zukunft eingebaut werden kann und andererseits das vergangene Trauma von der Gegenwart distanziert wird und seinen Schrecken verliert. Sie kann aber auch zu einer neuen Krise führen; schon Freud hatte ja bemerkt, dass die Psychoanalyse «hysterisches Elend in gemeines Unglück»[160] wandle. Zum Unglück wird die Erkenntnis der uneingelösten Vergangenheit dort, wo sie sich mit der Vorstellung des unwiederbringlichen Verlustes, des Versäumten, der eigenen Schuld verknüpft. Dann fordert die Begegnung mit der uneingelösten Vergangenheit Trauerarbeit heraus, aber auch das, was Paul Ricoeur als das Verzeihen neben die Trauerarbeit gestellt hat.[161] Im Verzeihen wird an dem, was nicht auflösbar, was nicht einlösbar ist an dem unerledigten Vergangenen, am Verlust selbst also, gearbeitet, um ihn zu akzeptieren. Auch das ist eine Aufgabe psychoanalytischen Arbeitens.

Im Übergang: Abschied nehmen und neu beginnen

Einleitung

Thema des folgenden Kapitels ist der Übergang von einem Abschied im weitesten Sinne, der Trennungen, Verluste und weitere vergleichbare Erfahrungen enthält, zu einem Neubeginn, der die Zukunft wieder eröffnet. Die drei Dimensionen Abschied, Übergang, Neubeginn werden dabei unter einer Zeitperspektive betrachtet. Im ersten Teil, der sich mit dem Abschied befasst, wird von den vielen Bestimmungsstücken des Abschieds nur ein Aspekt herausgehoben: die große Schwierigkeit, einen Abschied psychisch zu vollziehen, und das heißt auch: einen Abschied in der Zeit zu beenden, wenn es keine Gegenwart des Abschiednehmens, keinen Akt der Verabschiedung, kein Ritual des Adieu-Sagens gibt. Zugespitzt könnten wir sagen: Dort, wo ein Abschied in der Gegenwart des Sich-Verabschiedens nicht möglich ist, bleibt der verlorene Andere in der Gegenwart präsent und tritt nicht in die Vergangenheit zurück. Die Gründe sind zu untersuchen. Im zweiten Teil wird nach den zeitlichen Charakteristika des Übergangs zwischen Abschied und Neubeginn gefragt, und zwar zum einen danach, wie lang ein Übergang sein kann oder muss, sodass er nach einem Abschied zu einem Neubeginn führen kann, zum anderen, ob das zeitliche Verhältnis von Abschied, Übergang und Neubeginn als eine konsekutive Ereignisfolge zu verstehen ist oder aber als repetitives und dynamisch oszillierendes Geschehen, sodass die Abfolge mehrfach und wiederholt durchlaufen wird, bis sie an ihr Ende kommt. In einem dritten Teil wird die Zeitstruktur des Neubeginns untersucht. Als Materialien werden klinisch-psychoanalytische Vignetten, ein literarischer Text und soziale Situationen herangezogen.

1 Unmöglicher Abschied und fortgesetzte Gegenwärtigkeit

Wenn es unmöglich ist, Abschied zu nehmen, dann bleibt eine Person oder ein Ort, die oder der verlassen wird, dauerhaft präsent, sodass es schwer wird, loszulassen und die Erfahrungen der Gegenwart wieder zu öffnen für Erwartungen, die sich auf die Zukunft richten. Deshalb haben über alle Zeiten und Kulturen hinweg Menschen Rituale des Abschieds von Verstorbenen entwickelt. Der Kulturhistoriker Thomas Laqueur hat in seiner groß angelegten Studie «The work of the dead» (2015) nachgewiesen, dass der griechische Philosoph Diogenes sich nicht durchgesetzt hat mit seiner Vorstellung, nach dem Tod könne sein, könne jeder tote Körper über die Stadtmauern geworfen werden, den wilden Tieren zum Fraß, weil der Leichnam weder für den Toten noch für die Weiterlebenden irgendeine Bedeutung habe. Die historische und transkulturelle Analyse zeigt hingegen, dass die sterblichen Überreste eines Menschen immer versorgt und zu Bedeutungsträgern wurden, sei es in Friedhöfen, sei es in Listen, Denkmälern oder Texten. Laqueur betont, dass die Arbeit der Verstorbenen als eine Arbeit an der Zeit geleistet wird, indem sie eine Verbindung zwischen der Vergangenheit und der Zukunft herstellt. Auch die immer selbstverständlicher werdenden Urnenbestattungen widersprechen dem Befund nicht. Denn selbst wenn der Körper verbrannt ist, so bleibt er gegenwärtig, am häufigsten als Bild des Verstorbenen neben der Urne während der Bestattung oder später am Grab.[162]

Was aber macht den Abschied von dem nahestehenden Menschen, der verloren geht oder verschwindet, unmöglich? Einige Bedingungsfaktoren werden im Folgenden anhand von Beispielen benannt.

1.1 Verweigerter Abschied

Personen nehmen voneinander und nicht einseitig Abschied. Wenn Beziehungen auseinandergehen, muss es ein Minimum an wechselseitigem Einverständnis geben, damit die Trennung vollzogen werden kann. Wenn sie einseitig nicht akzeptiert wird, kann der Wunsch, dass es keine voneinander losgelöste Zukunft geben möge, handlungsbestimmend werden. Er führt unter Umständen zum Stalking. Zu ihm greifen, das ist mittlerweile gut bekannt, am häufigsten Personen, die eine Beziehung oder Ehe nicht beenden können, anders als der Partner oder die Partnerin, die gehen oder gehen wollen. Die Opfer des Stalkings haben allerdings u. U. ihren Anteil daran, dass der Abschied nicht vollzogen werden kann, etwa wenn sie die Gründe für die Trennung nicht benennen oder sich abrupt verabschieden.

Subtiler und schwerer zu fassen, aber in seinen psychologischen Auswirkungen ebenfalls fatal wirkt sich die Weigerung von wichtigen Bezugspersonen aus, eine Trennung überhaupt zur Kenntnis zu nehmen.

1.1.1 Der unmögliche Abschied vom niemals vorhandenen Objekt

Abschied nehmen ist auch dann nicht möglich, wenn das Objekt, das verabschiedet werden soll, niemals präsent gewesen ist. Zunächst klingt diese Formulierung paradox; denn unter welchen Umständen kann ein nie gegenwärtiges Objekt überhaupt im eigenen Erleben bedeutsam werden? Gleichwohl gibt es Umstände, die dazu führen. Hilfreich für das Verständnis ist das Wort Objekt; wie das deutsche Wort «Gegenstand» beschreibt es ein Gegenüber, das in irgendeiner Weise dem Subjekt entgegentritt oder von ihm als ein Anderer entworfen worden ist. Wenn es aber präsent ist, ohne vergegenständlicht werden zu können, kann mit ihm auch nicht umgegangen werden, es wird ungreifbar, unbegreifbar, unfasslich.

Ich gebe wieder ein klinisches Beispiel:
Herr J erfährt erst im Alter von über 65 Jahren, wer sein Vater ist; die Mutter gibt ihn nach der Geburt an eine entfernte Verwandte ab, er lernt sie später dennoch kennen und befragt sie zum Vater, aber die Mutter beantwortet die Frage nicht. Die Verwandten und Ersatzeltern erklären, dass sie von seinem Vater nichts wissen. Er entwickelt eine erstaunliche Kraft, um sich in seinem Erwachsenenleben zu behaupten, er übt einen Beruf aus, heiratet, hat selbst mehrere Kinder – und dennoch bleibt in ihm etwas stumm und leer, so erfüllt das Leben auch erscheinen mag, nicht zuletzt ihm selbst. Als er pensioniert wird, stirbt die leibliche Mutter, die in ihren letzten Lebensjahren dement geworden war. Nun beschließt Herr J, die behördlichen Akten einzusehen und auf die Suche nach dem Vater zu gehen. Es wird ihm nicht leicht gemacht, aber schließlich rekonstruiert er das Bild des Vaters, von dem dic Ersatzeltern ebenso wie die Mutter Kenntnis hatten, weil die Akten auswei-

sen, dass er ihnen bis zu ihrer Volljährigkeit Alimente überwiesen hat. Er liest Briefe, die sich die Eltern geschickt hatten: sie haben einander geliebt, aber konnten zueinander nicht kommen, weil der Vater verheiratet war. Nach der Akteneinsicht wird er in der Therapie von einer großen Traurigkeit überwältigt – und wir finden miteinander heraus, dass er nicht einfach depressiv geworden ist, sondern dass die lebenslange Stummheit, die Präsenz eines stummen Objektes, beredt geworden ist und Trauer erlaubt, weil das Objekt nun ein Gesicht bekommen hat.

1.2 Der abrupte Verlust ohne die Verabschiedung

Wir hatten bereits darauf hingewiesen, wie wichtig für das Betrauern der Toten der Abschied vom toten Körper ist. Deshalb wird mit enorm großem Aufwand nach den Leichnamen nach Katastrophen gesucht, auch wenn es sehr schwierig oder unmöglich ist, sie zu finden. Die Verarbeitung von Bahnsuiziden, mit denen ich leider in der Klinik, die ich viele Jahre geleitet habe, wiederholt zu tun hatte, ist auch dadurch erschwert, dass die Körper bis zur Unkenntlichkeit zerstört sind. Deswegen wird den Angehörigen oft abgeraten, den Toten oder das, was von ihm übrig geblieben ist, noch zu sehen. Dadurch aber wird der Abschied schwerer.

Als ein Beispiel für einen abrupten Abschied und seine Folgen wähle ich einen zeitgenössischen Roman, auf den ich zugleich gern aufmerksam machen will.

«The Nix» (2016) von Nathan Hill behandelt an zentraler Stelle genau das Thema, um das es mir geht: den nicht vollzogenen Abschied, der dazu führt, dass eine Ablösung nicht gelingen kann, dass sich Geschichte in den Lebenserfahrungen der

Protagonisten so lange wiederholt, bis der Abschied nachgeholt werden kann.

Der Protagonist des Romans heißt Samuel, ein Hochschullehrer, der zu Fall kommt, nachdem er einer Studentin keinen Leistungsnachweis geben will. Er hat bemerkt, dass sie – wie bei allen anderen Arbeiten auch, so auch bei einer seiner Klausuren – sich des Plagiats schuldig gemacht hat. Sie aber tritt den – wahrheitswidrigen – Beweis an, dass der Professor sich frauenverächtlich äußert. Außerdem lässt sie – auf der Suche nach Material gegen ihn – recherchieren, und sie wird fündig, weil er – tatsächlich – spielsüchtig ist und sich im Internet mit einer Spielgemeinschaft vernetzt, die sehr viel Zeit und Aufmerksamkeit von der Hochschultätigkeit abzieht.

Samuel hatte einmal durch eine Buchpublikation großen Erfolg gehabt, ein zweites Buch ist angekündigt, er lebt von den Vorschüssen, aber er bekommt nichts Neues zustande, da er nicht schreibt, sondern spielt. Schließlich soll er, um sich vor juristischen Verfahren und Geldforderungen seines Verlegers zu retten, die Geschichte seiner Mutter erzählen. Die hatte viele Jahre zuvor Aufsehen erregt, weil sie einen rechtsradikalen Präsidentschaftskandidaten mit Steinen beworfen hatte. Nun aber hat Samuel seit über zwanzig Jahren keinen Kontakt zur Mutter. Als er elf Jahre alt war, ist sie, ohne irgendeine Nachricht und Erklärung zu hinterlassen, aus der Familie verschwunden. Er ist gleichwohl bereit, einen neuen Bestseller zu schreiben und sich wirtschaftlich zu retten, auch wenn er dadurch das private Leben der Mutter an die Öffentlichkeit zerrt. Aufklärung wird erst einmal nicht im Dienste humanistischer Ideale betrieben, sondern aus geschäftlicher Not. Samuel als der verlassene Sohn, über dessen Existenz sich eine ungeklärte Frage gelegt hat, der somit auch der Betrogene ist, kann nicht anders als selbst betrügen, und wenn es die eigene Mutter ist, der gegenüber er persönliches Interesse heuchelt, und wenn es die

Alma mater ist, der er vorgaukelt zu forschen, wo er doch ein Internetspiel der Forschung vorzieht.

Das abrupte Ende der Beziehung zur Mutter hat Geister wachgerufen, die alten nordischen Geister, The Nix, von denen die Mutter dem Kind erzählt hatte – ihr Weggehen kann nicht betrauert werden, weil sie als Abwesende, als Geist präsent bleibt, als Leerstelle, um die das ganze Leben kreist, ohne dass es gelingt, dieser Leerstelle inne zu werden, sie zu definieren und damit zu begrenzen. An ihre Stelle tritt – wunderbar dargestellt im Roman, der zugleich eine Analyse der Spielsucht bereithält – die grenzenlose, auf das Universum ausgreifende Spielebene.

Der Roman, der auf drei Zeitebenen angesiedelt ist, 1968, 1995 und 2011, in seiner Zeitstruktur viel fragmentierter ist, als meine Nacherzählung vermuten ließe, rekonstruiert nun das Leben der Mutter, nachdem der Sohn sich mit wachsendem persönlichen Interesse auf die Suche nach ihr macht. Und es stellt sich heraus, dass die Mutter selbst in vergleichbarer Weise verlassen worden ist: Ihr Vater, der – mittlerweile dement – seine Tage im Altersheim verbringt, war vor den Nazis, die in Norwegen einmarschierten, in einer äußerst schwierigen Notlage ohne Abschied von der Familie weggegangen. Er hatte die Alternative, Flüchtlinge auf einem Boot zu begleiten und sie damit zu retten, und sich selbst auch, oder sie dem Tod zu überantworten und bei der Familie zu bleiben, mit ungewissem Ausgang. Erst als die Mutter den Weg ihres Vaters verstanden und erst als der Sohn den Schritt der Mutter nachvollzogen hat, beruhigt sich am Ende das Leben aller.

Es ist kein Happy End, das Nathan Hill uns vorstellt: Der Sohn hat seinen Beruf verloren, der demente Vater wird die Mutter weiterhin nicht erkennen und mit der in Norwegen zurückgelassenen älteren Tochter verwechseln. Und doch entwickelt sich bei Samuel eine zarte Beziehungsfähigkeit, angedeutet durch den vorsichtig wiederhergestellten Kontakt zu einer Jugendliebe. Ermöglicht wird sie dadurch, dass Samuel die eigene Lebensgeschichte und die der Mutter rekonstruiert und erzählen kann, und aus dem Erzählen wird ein Verstehen, und zum Verstehen gesellt sich das Verzeihen: «So instead of looking for answers, he'd begun simply writing her story thinking that if he could see the world the way she saw it maybe he'd achieve something greater than mere answers: Maybe he'd achieve understanding, empathy, forgiveness.» Er erkennt, dass die Mutter durch den Abbruch der Beziehung ein Loch gerissen hat, das nie verheilt ist. Indem er es aber spüren kann, kann er beginnen, Abschied zu nehmen, statt zu hassen. Denn auch der Hass bindet und verhindert den Abschied. Erst jetzt kann der Protagonist in der Gegenwart ankommen: «He can prevent his past from swallowing the present.»

2 Der Übergang und seine Zeitdynamik

Wie sollen wir uns den Übergang zwischen dem Abschied und einem Neubeginn vorstellen? Zunächst können wir von einem statischen Modell ausgehen, das wir allerdings bald differenzieren werden. Es lässt sich so umschreiben: Der Abschied ist vollzogen, aber die neuen Lebensmöglichkeiten haben sich noch nicht entwickeln können. Das Modell ist darin nützlich, weil es erlaubt, den Zeitraum zu bedenken, der zwischen Abschied und Neubeginn liegen kann oder darf.

2.1 Die Dauer des Übergangs

Ein Übergang muss endlich sein; damit die Vorsilbe «über-» sinnvoll angewendet werden kann, muss der Übergang ein Zwischen, einen Zwischenraum, besser: eine Übergangszeit beinhalten, es muss – bildlich gesprochen – möglich sein, von dem einen Ende, dem Abschied, zum anderen, dem Neustart, zu schauen. Daraus wiederum lässt sich ableiten, dass es möglich ist, eine optimale und auch eine maximal tolerierbare Übergangszeit zu bestimmen. Es ist leichter, sich dies anhand von Beispielen klarzumachen.

- Wir wissen aus den Säuglingsbeobachtungen, dass ein Kind – in verschiedenen Altersstufen unterschiedlich – die Abwesenheit des versorgenden Objektes eine Weile erträgt, weil es die Erwartung hat, dass es bald wiederkommt. Dann, wenn sich diese Erwartung nicht erfüllt, wird es in Aufregung und bald in Verzweiflung geraten. Nach einer Weile gibt es dann auf, wird still, hat das Objekt scheinbar aus den Augen verloren – und freut sich nicht mehr spürbar, wenn es wiederkehrt. Die Erfahrung aus früher gemachten Erfahrungen, dass das Objekt einen nicht im Stich lässt, hilft eine Weile, die Vorstellung vom Objekt baut emotionale Brücken. Aber sie reißen ein, wenn die Wiederkehr zu lange auf sich warten lässt.
- Eine Hilfe kann das in der psychoanalytischen Theorie so wichtig gewordene Übergangsobjekt darstellen; als Surrogatobjekt für die verabschiedete reale Person hilft es, die Zeit des Übergangs auszudehnen. Dass dies beileibe nicht nur für Kinder gilt, ist kein großes Geheimnis: Fast jede fünfte erwachsene Frau (19 Prozent) und jeder neunte Mann (elf Prozent) greifen regelmäßig auf ein Kuscheltier zurück, wie die «Süddeutsche» im Jahre 2014 berichtet.[163]

Die Bedeutung der Übergangszeit und die Möglichkeiten ihrer Ausgestaltung bleiben auch in weiteren existenziell wichtigen Lebensmomenten des Erwachsenenalters wichtig. Denn in ihnen gibt es ebenfalls Zeitspannen, die nicht überschritten werden dürfen, soll denn ein Übergang erträglich bleiben. Ich nenne zwei Bereiche als Beispiele:

- Nicht ohne Grund spricht die Sozialpsychiatrie von Übergangswohnheimen, die für schwer psychisch kranke Menschen eine Brücke zwischen der Klinik und der ungeschützten sozialen Umgebung bereitstellen sollen. Nun fragt sich, ob dieser Begriff nicht an vielen Orten ein Euphemismus oder einfach falsch ist.[164] Denn allzu oft geraten die beiden Enden aus dem Blick, wenn ein Bewohner jahrelang im Übergangsheim bleibt; aus der Brücke wird ein Zuhause, der Übergang bricht zusammen.
- Auch bei Menschen, die auf der Flucht sind und Asylanträge bei uns stellen, ist von Übergangseinrichtungen die Rede. Sie kommen in der Regel aus unhaltbaren und traumatisierenden Situationen, haben sich von zu Hause losreißen müssen und wissen noch in keiner Weise, wie sich das neue Leben in dem Gastland gestalten lässt, ob sie sich einleben können, ob sie toleriert werden. Wie lange ist dieses Leben im Ungewissen erträglich? Wann geht in dieser Lebenssituation das Vertrauen in ein schützendes Objekt verloren? Ist eine Bearbeitungsdauer für Asylanträge in Deutschland 2017 von 10,7 Monaten zu verkraften?[165] Gemäß dem Koalitionsvertrag von 2018 soll die Aufenthaltsdauer eines Erwachsenen im Aufnahmelager in der Regel 18 Monate nicht überschreiten.[166] Offenbar ist das der Zeitraum, der als zumutbar eingeschätzt wird.

Dass sich kürzere Asylverfahren in mehrfacher Hinsicht als positiv erweisen, belegt nun auch eine politologische Studie. Die Forscher haben dabei die Daten von rund 17.000 vorläufig aufgenommenen Flüchtlingen im Migrationsinformationssystem des Staatssekretariats für Migration (SEM) der Schweiz zwischen 1994 und 2004 untersucht. Die Wahrscheinlichkeit, eine Stelle zu finden, sinkt um ein Fünftel, wenn der Flüchtling ein Jahr länger auf den Entscheid warten müsse, schreibt der Schweizerische Nationalfonds (SNF) in einer Mitteilung: «Egal wie gut Flüchtlinge gebildet sind, egal woher sie kommen, ob sie alt oder jung sind – wenn ihr Leben jahrelang in der Warteschleife bleibt, werden sie entmutigt.»[167]

2.2 Die Dynamik des Übergangs

Bislang wurde ein statisches Modell des Übergangs gewählt, das von einer linearen Zeit ausgeht, in der auf den Abschied der Übergang und auf ihn der Neubeginn folgt. Dieses Modell hat aber Grenzen, weil es die zeitliche Dynamik des Übergangs unberücksichtigt lässt. Abschied und Neubeginn sind zeitlich ineinander verflochten. Noch einmal ist in diesem Zusammenhang der Blick auf die Entwicklungspsychologie hilfreich. Es wurde bereits beschrieben, dass die Abwesenheit des Objekts nur eine bestimmte Zeit ertragen werden kann. Entscheidend ist neben der Dauer der Trennung auch, ob ein Wechselspiel von selbstständiger Erkundung der Umwelt und Rückgriff auf die schützenden Bezugspersonen möglich ist. Margaret Mahler hatte diese Rückversicherung des Kindes bei dem primären Objekt als «checking back»[168] beschrieben: Es prüft, ob es möglich ist, im Prozess der Trennung vom primären Objekt sich seiner gleichwohl zu vergewissern, und zwar nicht nur einmal, sondern immer neu, und dies unter verschiedenen Vorzeichen durch alle Phasen der Kindheitsentwicklung hindurch. Es regrediert und progrediert beständig und in rascher Folge. Eine dynamische Sicht des Übergangs berücksichtigt diesen iterativen Prozess, in dem Abschied, Trennung und Neubeginn immer wieder erprobt und durchgespielt werden.

Freud hat sich die Trauerarbeit so vorgestellt, dass – wie er sagt – «jede einzelne der Erinnerungen und Erwartungen, in denen die Libido an das Objekt geknüpft war, […] eingestellt, überbesetzt und an ihr die Lösung der Libido vollzogen [wird]»[169]. Auch wenn die Wortwahl die Vorstellung nahelegt, es handle sich um einen mechanischen Vorgang, in dem jeder einzelne Verbindungsknoten einzeln gelöst werden müsse, auch wenn Trauer komplexer ist als im Text über «Trauer und Melancholie» beschrieben, so weist die Formulierung doch eindrücklich auf den Prozesscharakter des Bindens und Lösens hin, auf die immer neu wiederholten Schritte der Trauer.

Winnicott hatte vom Übergangsraum gesprochen und ihn durch seine Unbestimmtheit, durch seine produktive Zwischenposition charakterisiert. Bekanntlich darf im Übergangsraum die Frage, wo eine Erfahrung hingehört, in die äußere oder die innere Realität, zum Subjekt oder zum Objekt, nicht gestellt werden, wenn er denn einen intermediären Bereich der Fantasie, der künstlerischen Produktivität eröffnen soll. Das Übergangsobjekt wird einmal als äußeres Objekt, ein andermal als Teil des eigenen Körpers betrachtet, und dies, ohne dass dadurch ein Widerspruch oder Konflikt entstünde. «Einmal» und «ein andermal» aber sind zeitliche Bestimmungen. Zum Übergangsraum gehört dementsprechend die Übergangszeit, und diese ist nicht nur durch eine bestimmte Dauer, sondern durch Wiederholungsschleifen oder Wiederholungsspiralen gekennzeichnet, durch eine Bewegung des Hin und Her.

Die zeitdynamische Sicht auf Übergänge hat ganz praktische Folgen, und sie lässt sich wieder anhand der Betreuung von Flüchtlingen aufzeigen. Für Wiederholungsspiralen müsste in einer Übergangseinrichtung für Flüchtlinge, das diesen Name verdient, Zeit eingeräumt werden. Der Migrant oder

Asylant sollte eine Übergangszeit in diesem dynamischen Sinn für sich beanspruchen können, sodass er leicht zwischen der Verbundenheit mit seiner Heimat und den Objektbeziehungen der Gegenwart wechseln kann, dass er die Gebräuche seiner Herkunft und die Gewohnheiten des Gastlandes ohne einen Zwang zur vorschnellen Festlegung durchspielen kann. Er könnte dann frühzeitig das erlernen, was in der kultursensiblen Psychotherapie als «cultural frame switching»[170] bezeichnet wird, als die Fähigkeit, zwischen den Angeboten und Geboten verschiedener kultureller Umgebungen konfliktfrei zu wechseln. Die Realität sieht für den Flüchtling oft leider ganz anders aus. Unentwegt werden Entscheidungen und eindeutige Verortungen von ihm gefordert. Wenn er die Kultur seines Heimatlandes bewahren will, kann ein Festhalten an den Traditionen das spielerische Erkunden der neuen Wirklichkeiten verstellen. Gibt er seine Herkunft preis und passt er sich an das Gastland an, kann daraus ein schwerwiegender Identitätskonflikt in ihm selbst entstehen.

Der kurze Hinweis auf noch einen zweiten Roman sei an dieser Stelle erlaubt. Lars Gustafsson war in den 70er-Jahren des 20. Jahrhunderts ein wichtiger Autor, und er hat einen Zyklus von fünf Romanen, «Risse in der Mauer», veröffentlicht, die alle verbunden waren durch ein Motto, das die Dynamik des Übergangs sehr gut beschreibt und zugleich zum Neubeginn überleitet: «Wir geben nicht auf, wir fangen noch einmal an.» Kunstvoll auch in der Form des Schreibens ist in jedem der Romane, besonders gelungen im letzten, der «Der Tod eines Bienenzüchters»[171] heißt, das Hin und Her zwischen dem Gewohnten und dem Neuen, zwischen dem Alltag und dem Sterben, zwischen Krankheitseinschränkung und ungewohnter Lebenspraxis eingefangen.

3 Der Neubeginn

Der Terminus Neubeginn ist in der psychoanalytischen Diskussion eng mit dem Namen Balint verbunden, der dem Neubeginn den Status eines Fachbegriffs gegeben hat, allerdings blieb es bei einem Ansatz, ohne dass das Modell Neubeginn streng ausgearbeitet worden wäre. Gleichwohl hat sich das Bild der Analysandin, die in der Analysestunde bei Balint einen Purzelbaum schlägt, in die psychoanalytische Theoriegeschichte eingeprägt. Ich zitiere die Originalstelle:

> Es sei für sie sehr wichtig, immer den Kopf oben und die Füße fest auf dem Erdboden zu behalten. Darauf erwähnte sie, daß sie es seit frühester Kindheit nie fertiggebracht habe, einen Purzelbaum zu schlagen, obwohl sie es oft versucht hatte und ganz verzweifelt war, wenn es nicht ging. Ich warf ein: ‹Na, und jetzt?› – worauf sie von der Couch aufstand und zu ihrer eigenen größten Überraschung ohne Weiteres auf dem Teppich einen tadellosen Purzelbaum schlug. Dies erwies sich als ein wahrer Durchbruch [...] a) Ich hatte die Spannung in meiner Patientin erhöht, indem ich ihr die Gelegenheit bot, sogleich einen Purzelbaum zu schlagen, d.h. indem ich sie der gefürchteten Situation aussetzte; dadurch verhalf ich ihr b) zu einem Triebdurchbruch, der ihr eine lustvolle Befriedigung eines durch Verdrängung gehemmten Dranges oder Impulses erlaubte; und c) durch diese Erfahrung oder gleichzeitig mit ihr wurde ihr Ich stärker.[172]

Nun macht Balint eine theoretische Klammer auf: Er verbindet die sog. Grundstörung (wir würden heute von schwerer Persönlichkeitsstörung sprechen) mit dem Neubeginn. Entscheidend in der Situation ist sein «Na, und jetzt?», seine ermutigende, aber nicht drängende Intervention, sich auf eine neue Erfahrung einzulassen, in seiner Gegenwart, mit ihm. So versteht Balint den Neubeginn als Ausdruck eines neuen, vertrauensvollen Miteinanders, das es ermöglicht, Erfahrungen der «primären Liebe», der ursprünglichen Bezogenheit, des Urvertrauens nachzuholen, dort, wo sie fehlte, bei tiefgreifenden psychischen Störungen. Diese enge Verbindung zwischen Grundstörung und Neubeginn ist später kritisiert worden, und der Ansatz des Neubeginns – etwa bei Thomä – ist verallgemeinert worden, als «Prozeß im Hier und Jetzt», als «Aufbau von Probehandlungen aufgrund gewonnener Einsicht in einer hierfür günstigen Atmosphäre»[173]. Dann wird aus dem Neubeginn schlicht ein Ausprobieren neuer Verhaltensweisen in der Gegenwart. Auch wenn es durchaus sinnvoll erscheint, Phänomene eines Neubeginns unabhängig vom Störungsgrad in der Psychotherapie anzuerkennen, so wird der Grundgedanke Balints dadurch doch verwässert. Balint geht es nicht um «Atmosphäre», sondern um die Erfahrung einer liebevollen Beziehung, die Vertrauen schafft und ermutigt und dadurch neue Erfahrungen möglich macht. Damit ist, wenn nicht der Grundstörungs-, so doch der Grundvertrauensbereich angesprochen, der dem Neubeginn zugrunde gelegt wird. Als Prozess im Hier und Jetzt wird zweitens bei Thomä das Probehandeln zur Übung, während im Purzelbaum und in der zu ihm führenden Ermutigung, im «Na, und jetzt?» eine Krise beschrieben wird, die positiv genutzt werden kann oder aber verstreicht.

Heute lässt sich das «Na, und jetzt?» des Analytikers Balint auch als ein «now moment» reformulieren. Stern et al. haben den «now moment» als eine besondere Art von Gegenwartsmoment beschrieben, in dem sich der gewohnte Rahmen, der eingespielte Umgang miteinander plötzlich verändert, die Interaktion geht spontan andere Wege als die bekannten, die Situation wird unvertraut und verlangt eine rasche, unwillkürliche Entscheidung.[174] Daniel Stern und seine Mitarbeitenden der Boston Study Group on the Process of Change beschreiben die

Entwicklung eines «now moment» als eine Abfolge von drei Phasen:

> ‹Now moments› entwickeln sich subjektiv in drei Phasen. Es beginnt mit einer Phase, die erfüllt ist von dem Gefühl, dass irgend etwas bevorsteht [‹pregnancy phase›]. Ihr folgt die merkwürdige oder unheimliche Phase [‹weird phase›], in der man realisiert, dass man einen unbekannten, nicht erwarteten intersubjektiven Raum betreten hat. Und schließlich die ‹Entscheidungsphase› [‹decision phase›, J. K.], in der der ‹now moment› ergriffen wird oder aber nicht. Wird er ergriffen, mündet er, falls alles gut geht, in einen ‹Moment der Begegnung›; wenn etwas schief läuft, ist der Moment verpasst.[175]

«Now moments» sind die kritischen und kairotischen, einen Kairós enthaltenden Augenblicke oder Verdichtungen der Erlebniszeit, in denen die therapeutische Beziehung infrage steht und sich unerwartet neue Möglichkeiten des Sich-Begegnens anbieten, die ergriffen, aber auch verfehlt werden können. Hätte Balint wie gewohnt eine auf die Kindheit bezogene Deutung gegeben, hätte die Patientin den Purzelbaum nicht geschlagen, sondern weiterhin wie gewohnt ihre Bedenken und Hemmungen artikuliert, wäre der Moment der Veränderung, also des Neubeginns ungenutzt verstrichen.

Die englischen Begriffe, die Stern et al. für die drei Phasen gewählt haben, verdienen es, ernst genommen zu werden, erlauben sie doch, die Augenblicke der Jetztzeit näher zu bestimmen.

- Wenn das unbestimmt Bevorstehende als «pregnancy phase» charakterisiert wird, wird bereits Zukunft eingeführt, der Ausblick auf etwas Neues, auf einen Neubeginn, denn diese Ankunft des Neuen ist mit Schwangerschaft und Geburt in besonders prägnanter Weise verknüpft. In der philosophischen Diskussion hat vor allem Hannah Arendt die Natalität, die Gebürtlichkeit, als anthropologische Basis des Neubeginns ausgearbeitet.[176]

- Die «weird phase» charakterisiert nicht eigentlich etwas Unheimliches, sondern eine Faszination für das, was außerhalb des Gewohnten liegt und darum verunsichert. Im Unvertrautwerden des Alltäglichen ist die Distanz zum und damit auch die pozentielle Verabschiedung und Negierung des Vergangenen enthalten. Hannah Arendt spricht von dem «Abgrund des Nichts, der sich vor jeder Tat öffnet»[177].
- Das aktive Handeln gehört zur dritten und letzten Phase, der Phase der Entscheidung: Das ist der Schopf, an dem der Gott Kairós ergriffen werden muss, soll er nicht gleich wieder entfliehen. Der erfüllte und verändernde Gegenwartsmoment, der den Neubeginn ermöglicht, fällt nicht zu, sondern wird ergriffen. Das Initium erfordert Initiative, damit es sich ereignet.

Wesentlich für die glückende Jetztzeit in der Therapie und damit den Neubeginn ist aber gleichwohl – und das darf nicht vergessen werden – die gemeinsame Vorgeschichte, die langfristige Entwicklung der intersubjektiven Bezogenheit, die es ermöglicht, einen Übergangsraum, einen Raum der Kreativität aufzuspannen. Die Voraussetzungen für den fruchtbaren Augenblick des Purzelbaums sind in der langen vorauslaufenden, gemeinsamen analytischen Arbeit von Balint und seiner Analysandin geschaffen worden.

Das ist m. E. ungeachtet der großen Verdienste um die Beschreibung von Veränderungen in der Therapie der Grundirrtum der Boston Study Group, dass sie *neben* die analytische Arbeit an der Übertragungsbeziehung eine Ebene der impliziten, spontanen, emotionalen und leiblichen Beziehung stellt, und gerade diese Beziehungsebene soll Momente der Begegnung und damit Veränderungen schaffen. Nein, es gibt auch in der Psychotherapie nicht zwei Beziehungen[178], das gemeinsame Nachdenken und die interpersonale, leibnahe Verbundenheit laufen nicht nebeneinander her, sie sind nicht voneinander zu trennen. Reflexion und Interaktion sind Aspekte der einen therapeutischen Beziehung, und sie wirken ineinander, sodass schließlich verdichtete Augenblicke und ungeplante Begegnungen möglich sind, die verändern, öffnen, Neues generieren.

Psychoanalytische Psychotherapie nutzt das Potenzial intersubjektiver Bezogenheit aus, nicht nur um zu erinnern, zu wiederholen und durchzuarbeiten, sondern zugleich miteinander einen Neubeginn vorzubereiten. Wenn Hanna Arendt die «Begabung für das schlechthin Unvorhersehbare»[179] von der Tatsache des Geborenwerdens, die den Neuanfang schlechthin darstellt, ableitet, so widerspricht dem die Verankerung des Neubeginns in der Beziehung nicht; dieser Ansatz geht lediglich gleichsam einen Schritt zurück, von der Geburt retrograd zur Zeugung, die das Neue gemeinsam, aus der Beziehung heraus, zum Leben bringt und Geburt ermöglicht. Die ansonsten kryptisch erscheinende Signierung des heute viel zitierten psychoanalytischen Theoretikers W. R. Bion macht aus dieser Perspektive heraus Sinn: Wilfred R. Bion nutzt die Symbole für die beiden Geschlechter, männlich-weiblich, als Zeichen für die Bildung von Erfahrungen und spricht, wenn er die Entwicklung des Denkens beschreibt, von der Konzeption, und das heißt ja Konzeptbildung ebenso sehr wie Empfängnis.[180] Der Neubeginn ist demnach in der Beziehung verankert, und mit ihm muss gerechnet werden, so unberechenbar er auch ist, so unwahrscheinlich er auf dem Boden der vergangenen Erfahrungen und Prägungen auch erscheinen mag. Gerade deshalb ist das wichtigste Geschenk, die entscheidende Gabe, die Menschen einander geben können, die Zeit, in der der Abschied in einen Neubeginn münden kann, wo er doch nicht zu erzwingen ist.

Loslassen und Bewahren: Erfahrungen in Zwischenräumen

Einleitung

Nicht wenn wir spielen, aber wenn wir uns theoretische Gedanken über das Spiel machen, dann landen wir rasch bei Friedrich Schiller. In seinem sehr bemerkenswerten Text *Über die ästhetische Erziehung des Menschen*, der in Buchform 1801 veröffentlicht worden ist, steht im 15. Brief der viel zitierte Satz: «Denn, um es endlich auf einmal herauszusagen, der Mensch spielt nur da, wo er in voller Bedeutung des Wortes Mensch ist, und er ist nur da ganz Mensch, wo er spielt»[181]. Dieser Grundsatz wertet das Spiel ungeheuer auf, macht aus einer Freizeitbeschäftigung eine anthropologische Grundbestimmung. Wie kommt Schiller zu diesem Grundsatz? Er geht von zwei elementaren Strebungen aus, er spricht von Trieben, dem Formtrieb und dem Stofftrieb. Der Stofftrieb baut auf dem Materiellen auf, dem Gegenständlichen, dem Körperlichen, und strebt nach Veränderung. Der Formtrieb will das Konstante gegenüber der Veränderung bewahren, er ist auf Identität aus, er will das Geistige vor dem sinnlich Materiellen behaupten. Beide Kräfte werden vom Spieltrieb vermittelt und verbunden. Dabei aber werden sie nicht etwa jeweils abgemildert oder versöhnt. Nein, Stoff- und Formtrieb verstärken sich gegenseitig. Im 14. Brief dieses als Brieffolge verfassten Buchs heißt es: «Wir sind nunmehr zu dem Begriff einer solchen Wechselwirkung zwischen beiden

Trieben geführt worden, wo die Wirksamkeit des einen die Wirksamkeit des andern zugleich begründet und begrenzt, und wo jeder einzelne für sich gerade dadurch zu seiner höchsten Verkündigung gelangt, dass der andere tätig ist.»

An Schillers Konzeption des Spiels ist besonders folgende Denkfigur bemerkenswert: Das Spiel vermittelt zwischen Gegensätzen oder Polen, aber es hebt sie nicht auf. Spiel ist Spiel mit Gegensätzen, das Spiel steigert die Gegensätze und bezieht sie immer stärker aufeinander.

Auf den Spuren Schillers lohnt es weiter zu fragen: Was befähigt das Spiel für diese Vermittlungsaufgabe? Voraussetzung jeden Spiels ist der Spielraum; das gilt wörtlich, aber auch im übertragenen Sinn. Der Spielraum vermittelt zwischen der Alltagsrealität und dem Spiel. Wenn Spieler sich nicht abseits setzen und sich Zeit nehmen, können sie nicht miteinander spielen. Im Spielraum gelten andere Regeln als im Alltag. Und doch muss der Alltag Voraussetzungen schaffen für das Spiel, muss den Rahmen des Spieles garantieren. Die erste Polarität, in der das Spiel vermitteln muss, ist die zwischen Alltag und der Aufhebung des Alltags im Spielraum.

Eine zweite schließt sich an, und sie bezieht sich auf die Zeit und die Ebenen von Vergangenheit, Gegenwart und Zukunft. Die Spielenden gehen einen zeitlichen Schritt zurück in ihrer Entwicklung: Der Erwachsene riskiert es, im Spiel wieder kindlich, vielleicht auch kindisch zu werden, das Spiel mobilisiert die Vergangenheit. Da das Spiel aber einen Anfang und ein Ende hat, bleibt es verankert in der Gegenwart z. B. des Erwachsenenalters. Zugleich verweist es auf die Zukunft: Immer bliebt der Ausgang des Spieles offen, sonst würde es keinen Spaß machen. In ein Spiel können sich die Spielenden «vertiefen», sie können darin «versinken» oder «aufgehen» – und das liegt daran, dass das Spiel zwar in der üblichen Zeitordnung verankert ist, so wie das Kind eine bestimmte Zeit zum Spielen hat. Hat das Spiel aber einmal begonnen, folgt es einer anderen Zeitdynamik mit Verzögerungen und Beschleunigungen, Wiederholungen und Überraschungen.

Die dritte Polarität schließt an die anderen eng an: Im Spiel herrschen strenge Regeln, aber sonst nichts; ein Spiel hebt alle anderen Kräfte auf, das Aussehen, der soziale Status etc. spielen keine Rolle. So ist das Spiel konservativ und subversiv zugleich.

Spielräume sind also die Räume, die entstehen, wenn der Alltag durch ein besonderes Regelwerk temporär suspendiert wird. Sie sind aber auch Zeiträume, weil im Spiel das Zeiterleben sich verändert. Und schließlich sind Spielräume Räume, die den sozialen Status verändern, indem das Spiel die Teilnehmenden alle zu Spielern macht, deren Chancen im Spiel verankert sind und sonst nirgendwo. Spielräume virtualisieren die eingespielten Erlebensweisen und sozialen Bezüge, ohne sie indes dauerhaft infrage zu stellen. Spielräume lassen sich als Zwischenräume darstellen, die sich aufspannen zwischen Alltag und Spielwirklichkeit, zwischen chronologischer Zeit und Erlebenszeit, zwischen sozialer Rolle und Spielfunktion.

Es ist psychologisch riskant, sich den im Spiel gegebenen Virtualisierungen anzuvertrauen. Sie erzeugen Abstand zum eingespielten Alltag. Der Gegensatz zum Spiel ist dann nicht mehr der Ernst, sondern die Wirklichkeit, die durch das Spiel infrage gestellt wird. Wer es sich nicht leisten kann, in diesem Sinn aus der Alltagswirklichkeit herauszutreten, wird nicht spielen können. Umgekehrt kann die Virtualisierung selbst zum Risiko werden: Die neue Wirklichkeit des Spiels kann attraktiver als die Alltagswirklichkeit werden, sodass es schwerfallen kann, ein Spiel zu beenden und aus dem Spielraum wieder herauszufinden in den Raum der gelebten Wirklichkeit.

Nur so wird verständlich, dass das kindliche Spiel aus einer psychoanalytischen Perspektive früh als entwicklungspsychologische Vorstufe von Kreativität aufgefasst wurde. Auch Kreativität ist riskant; etwas Neues hervorzubringen, ja überhaupt sich auf einen schöpferischen Prozess einzulassen, verlangt, dass die vertrauten und selbstverständlichen Regeln und Normen, aber auch die gewöhnlichen Muster der Wahrnehmung und des Erlebens infrage gestellt werden. Jeder kreative Prozess lebt davon, sich neuen Erfahrungen im Zwischenraum anvertrauen zu können. Kreativ sein bedeutet, Bindungen zu lockern, sich – wenn vielleicht auch nur punktuell und momentan – einem «unintegrierten Zustand»[182] zu überlassen: «It is only here, in this unintegrated state of the personality, that that which we describe as creative can appear»[183]. Die erreichte Integration der Erfahrungs- und Lebenswelten verliert ihre natürliche Selbstverständlichkeit und wird aufgeweicht. Damit ist jeder kreative Prozess auch riskant. Er schafft Möglichkeiten, birgt aber besondere Risiken. Friedrich Hölderlin hat die Realität des Möglichen sehr prägnant und zugespitzt charakterisiert: «Im Zustande zwischen Sein und Nichtsein wird aber überall das Mögliche real»[184]. Es lohnt, diese Aussage ernst zu nehmen; Hölderlin betont das Zwischen, den Zwischenraum, und verbindet ihn mit dem Möglichen. Er hat diesen Zwischenraum aber zwischen Sein und Nichtsein verortet und damit präzisiert, was bislang nur unscharf mit Begriffen wie Ungesichertheit oder Wagnis umschrieben worden ist. Kreativität ist demnach verbunden mit einer konstitutiven Negativität, die beruht auf einer Verneinung des Gegebenen und Gegenwärtigen (Nichtsein), und zwar so, dass aus dem Negativen, das mit dem Nein-Sagen verbunden ist, eine produktive Kraft (das Mögliche) freigesetzt wird. Das Negative ist nicht bloß lähmend, sondern zugleich «treibend»[185], also in die Zukunft gerichtet.

Kreativität als Kräftefeld und Möglichkeit zur Erfahrung in einem ungesicherten Zwischenraum: Das soll die Leitfigur sein, die nun – konkreter werdend und dem «Stofftrieb» folgend – weiter entwickelt werden wird, und zwar in zwei Schritten. Im ersten Teil wird das Wagnis, das mit Spiel und Kreativität verbunden ist, beschrieben. Im zweiten Teil werden die zwischenmenschlichen Voraussetzungen für dieses Wagnis der Kreativität benannt und aus einer klinischen Perspektive beschrieben. Dabei handelt es sich zunächst um psychoanalytische Therapien, aber auch ein Bereich der angewandten Psychoanalyse, die psychodynamisch erhellte psychiatrische stationäre Behandlung, wird einbezogen, um das Konzept zu erläutern und zu erproben.

1 Das Loslassen: Zwischenräume und Ermöglichungsbedingungen von Kreativität

Kreativität kann nicht erzwungen, kann auch nicht geplant werden. Um kreativ werden zu können, um Möglichkeiten zu schaffen, muss – in den Worten Hölderlins – das Sein negiert, ein Nichtsein in Kauf genommen werden. Was kann das konkret heißen? Gewohnheiten, Gepflogenheiten, Konventionen werden in ihrer Gültigkeit hinterfragt oder suspendiert, zumindest für einen kurzen kreativen Moment. Was aber ermöglicht ein Loslassen? Welche Schritte müssen vollzogen werden, um Kreativität zu ermöglichen? Wie können Spielräume aufgebaut werden, was trägt dazu bei?

1.1 Leibliche Erfahrung und Kreativität

Dass Kreativität an das leibliche Ausdrucksvermögen gebunden ist, das ist keine neue Erkenntnis. Kreatives Handeln wird durch die Eigenaktivität des Körpers selbst gefördert, das stellen bereits soziologische Handlungstheorien heraus.[186] Leibphilosophisch betrachtet ist der Leib, da er die Intentionen des Selbst beständig überschreitet, eine Quelle der Spontaneität, damit auch der Kreativität, aber natürlich auch der Verunsicherung für das «Ich» (das Selbstbewusstsein): «Es ist das mit einem Leib ausgestattete Ich, das beständig von diesem Leib überschritten wird»[187]. Durch diese Überschreitung widersetzt sich die Erfahrung des eigenen Leibes der Reflexion. Der Leib ist selbst ein Erkenntnisorgan, das uns mit unserer Umwelt vermittelt, nicht nur der Geist.[188]

In kommunikativen Situationen ist die Kreativität des Leiblichen noch in anderer Weise evident. Bevor wir noch anderen im Gespräch intellektuell begegnen, stellen wir leiblichen, «zwischenleiblichen» Kontakt her: Vor aller Reflexion reagieren wir leiblich auf andere, rascher als wir dies denken können. Wir sind zwischenleiblich eingelassen in einen spontanen und unmittelbaren, primordialen Austausch mit der Umwelt.[189] Dieses Voraussein des Leiblichen bewirkt, dass wir zwischenleiblich mehr wissen, als wir verstandlich verarbeiten. Wir machen Erfahrung nicht als geistiges Wesen, sondern als leiblich auf andere ausgerichtete Personen. Diese Leibgebundenheit der Erfahrung können wir uns in zwei Weisen zunutze machen. Wir können zum einen diese Erfahrungen laufen lassen, uns ihnen also anvertrauen. Das nutzt die Performance in Kunst oder Theater, die auf der spontanen Inszenierung, auf der Improvisation aufbaut und deren kreatives Potenzial nutzt.[190] Zum anderen aber gewinnen körperbezogene Psychotherapien Erkenntnis aus dieser spontanen Kreativität des Leiblichen. Wir denken eben auch mit unseren Füßen, unseren Händen, unseren Schultern («Thinking with your feet»[191]). Diese leibliche Kreativität besteht schon am Anfang des Lebens; für Winnicott ist der Ursprung des wahren Selbst die spontane Geste des Kleinstkindes. Das wahre Selbst hat einen leiblichen Ursprung. Es ist wahr deshalb, weil es unverstellt ist, Ausdruck der dem Kind mitgegebenen Vitalität, die im Laufe der kindlichen Entwicklung immer wieder von Eingrenzungen bedroht ist und die es zurückzugewinnen gilt.[192]

Die körperbezogene Psychotherapie nutzt die Möglichkeiten leiblichen Ausdrucks, der bewusste Haltungen und rationale Wissensbestände «überschreitet», wie oben gesagt wurde. Wie bedrohlich die Vorgängigkeit auch leiblicher Intersubjektivität werden kann, zeigen viele klinisch relevanten Störungen, in denen die Spontaneität des Leiblichen gerade aufgehalten und kontrolliert werden soll, etwa bei der hypochondrischen und der körperdysmorphen Störung.[193]

1.2 Unbewusstheit und Kreativität

Wenn das «Loslassen» als Vorbedingung für Kreativität beschrieben wird, so ist zu klären, was dies aus psychoanalytischer Sicht heißt. Ist das Lockern oder Verabschieden der bewussten Kontrolle über Gefühle, Gedanken und Handlungen kreativ? Liegt dies daran, dass unbewusste Erfahrungen an sich kreativ sind? Auch wenn in dieser Arbeit Kreativität als allgemein menschliche Möglichkeit im Zentrum steht, so lohnt es doch, für einen Moment auf das eingeschränktere Feld künstlerischer Produktivität einzugehen. Für den Künstler gilt, dass er sich «den regressiven Zugang zu den Erfahrungsgehalten des Unbewussten und der frühen Lebensphasen möglichst flüssig offen halten»[194] soll, dass er aber gleichzeitig «nicht, wie der Psychotiker, in seinem Alltag in den Sog dieser Erfahrungen und der mit ihnen verbundenen Affekte geraten»[195] darf. Kreativität ist offenbar auf den konstruktiven Antagonismus von Loslassen und Bewahren angewiesen; eine Vereinseitigung auf eine Seite hin vernichtet sie. Daher ist es nicht irgendeine unbewusste Erfahrung an und für sich und losgelöst vom Bewusstsein, sondern das Spiel an und mit den Rändern des Bewusstseins, das kreativ werden kann.

Daher ist Kreativität dem psychoanalytischen Verfahren fest eingeschrieben. Denn das Setting lebt davon, das bewusste Denken zu lockern, ohne es aufzulösen. Die freie Gedankenassoziation als Grundregel zielt auf das Loslassen der rationalen Kontrolle über die eigenen Gedanken ab. Auf diese Weise können bewusste Überzeugungen oder Symptome irgendwann in einem neuen Licht erscheinen und neu interpretiert werden. Aber dabei endet die Kreativität des Verfahrens nicht; die Analyse soll auch ermöglichen, dass bislang ungedachte, nie bewusst gewordene Gedanken möglich werden. In der Analyse kann sich die Transformation[196] wiederholen, die am Anfang der Erfahrungsbildung steht, wenn die Mutter oder der Vater als «transformationelles Objekt» eine noch nicht repräsentierte (negative) Erfahrung umwandelt und zu denken erlaubt. So entstehen neue Gedanken; auch in der analytischen Situation werden Erregungszustände und nicht benennbare Erfahrungen zu Bestandteilen der Erfahrung allererst geformt. Dabei bedarf das Zuhören des Analytikers oder der Analytikerin ebenfalls des Loslassens; es setzt eine traumartige Einstellung, die Rêverie, voraus (Bion, Ferro).[197]

Die Haltung des «Loslassens» aufseiten des Analytikers oder der Analytikerin wird oft mit mütterlichen Aspekten oder mit fernöstlichen Weisheitslehren verbunden. Bei Christopher Bollas finden sich beide Verweise; Bollas unterscheidet eine maternale Ordnung, die sich auf Formen des Wissens vor dem Spracherwerb bezieht und die er als präsentationale Formen dem Repräsentativen, Väterlichen, Sprachlichen gegenüberstellt.[198] Er sieht westliche Lebensformen bestimmt vom Repräsentationalen, östliche, speziell chinesische Einstellungen favorisieren seiner Meinung nach das Präsentationale. Ralf Zwiebel verbindet die präsentische, gleichschwebend aufmerksame Haltung des Psychoanalytikers, die absichtslos sein soll und auf eine kognitive Steuerung verzichtet, mit der Haltung der Meister des Zen-Buddhismus.[199]

Die Beispiele ließen sich fortsetzen; immer geht es um die Frage, wie das rationale, bewusste Denken negiert und dadurch erweitert werden kann.

1.3 Kreativität und Zeit

Die deutsche Sprache ist auch in diesem Punkt sehr anschaulich: Die neue und schöpferische Idee kommt als «Einfall» daher. Sie fällt in meine Überlegungen ein, überraschend, unerwartet, plötzlich. Der geplante Einfall ist keiner, das ergibt sich bereits aus den Analysen der paradoxen Kommunikation. «Sei spontan», diese Aufforderung stellt uns vor eine unlösbare Aufgabe.[200]

Kreativität hat, das wird dabei deutlich, besondere Zeitmodalitäten zur Voraussetzung. Das antike Griechenland hatte für den besonderen Augenblick, die rechte Gelegenheit, für den Moment, in dem etwas Neues entstehen kann, einen eigenen Zeitbegriff reserviert, den «kairós». Glückende Momente sind unberechenbar. Michael Balint hat betont, wie wichtig solche Momente für Psychotherapie und Psychoanalyse sind.[201] Sein Purzelbaum ist sprichwörtlich geworden: Er steht als Bild für das, was Balint den «Neubeginn» nennt. Einer seiner Analysanden schlägt plötzlich auf der Couch einen Purzelbaum, er überlässt sich einer völlig unkonventionellen Verhaltensweise. Dieser gelingende Augenblick kommt natürlich nicht von ungefähr, er ist die Frucht einer langen psychoanalytischen Arbeit, aber wie viele Momente unverfügbarer Erkenntnis ist er nicht planbar. Kreative Momente entziehen sich dem berechnenden Kalkül einer scheinbar effektiv genutzten Zeit; Zeit muss vielmehr in der psychoanalytischen Behandlung gewährt werden, damit sich gelingende Momente ereignen. Sie ähneln derjenigen Art von «Gegenwartsmomenten», die D. Stern als «now moments» («plötzliche Momente») bezeichnet und die er selbst mit dem oben erwähnten «kairós» verglichen hat. Die plötzlichen Momente eröffnen Möglichkeiten in einer zeitlich besonders dichten Gegenwart, sind aber auch riskant: «Der Analytiker erkennt intuitiv, dass sich ein Fenster geöffnet hat und eine Gelegenheit zu einer Art therapeutischer Reorganisation oder die Gefahr einer Entgleisung des Prozesses aufgetaucht ist, während dem Patienten unter Umständen klar wird, dass er an einer Wasserscheide in der therapeutischen Beziehung angelangt ist.»[202] Die «now moments» ergeben sich nicht, wie die anderen Gegenwartsmomente, aus dem Ablauf des therapeutischen Prozesses in der Gegenwart, sondern sie ereignen sich. Nicht zuletzt um diese kreativen Momente einer verändernden Gegenwart vorzubereiten oder zuzulassen, braucht der therapeutische Prozess ausreichend (chronologische oder zeitlineare) Zeitressourcen.

Zur Zeitstruktur der Kreativität gehört Zukünftigkeit, ein Setzen auf die Zukunft, ein Zulassen von Hoffnung, Erwartung und Neugier. Die Strenge des Gewissens, die immer neu darauf hinweist, was alles nicht erledigt ist, was alles sein muss, erzwingt den Blick zurück auf die Lasten der Vergangenheit, die abzuarbeiten sind, und verschließt Spielräume. Wolfgang Loch hat betont, dass umgekehrt «das Flüssigwerden der Überichstrukturen» notwendig sei, um «das Potential zur Findung neuer Gedanken freizusetzen»[203]. Auch die Hoffnung kann durchaus zum Rückblick motivieren, aber nicht zu einem melancholisch werdenden Blick auf die Pflichten, denen wir immer hinterherlaufen, sondern zu einer Haltung, die sich am kürzesten durch die Abwandlung eines Satzes des Galileo Galilei aus B. Brechts Theaterstück «Leben des Galilei» zusammenfassen lässt: «Da es so war [bei Brecht: ist], bleibt es nicht so»[204].

Bei Freud steht dem Überich bekanntlich das Ich-Ideal zur Seite; es formt sich als Ersatz einer frühkindlichen Vorstellung eigener Vollkommenheit und wird zum Entwicklungsmotor: «Er [sc. der Mensch, J. K.] will die narzisstische Vollkommenheit seiner Kindheit nicht entbehren und sucht sie in der neuen Form des Ich-Ideals wieder zu gewinnen»[205]. Der Mensch projiziert also das Ich-Ideal, in der wunderbaren Formulierung Freuds, «vor sich hin». Auch wenn das Ich-Ideal selbst zu einer tyrannischen und daher die Zukunft einschränkenden Instanz werden kann, so trägt es doch wesentlich dazu bei, Entwicklungsanreize zu schaffen und auf diese Weise zukunftsorientiert zu leben, denn ein bewegliches Ich-Ideal schickt uns auf eine produktive Suche: «Das Ich-Ideal, wie es Freud in ‹Zur Einführung des Narzissmus› (1914) auffasst, dient als Berührungspunkt zwischen kindlicher Omnipotenz und der Objektbeziehung, zwischen Lustprinzip und Realitätsprinzip. [...] Die Entstehung des Ich-Ideals steht auch im Einklang mit dem Realitätsprinzip, da es nicht den Weg des geringsten Widerstandes zur Erlangung der Befriedigung wählt (was typisch für das Lustprinzip ist). Das Ich-Ideal impliziert das Vorhandensein von ‹Planung›, ‹Hoffnung› und ‹Versprechen›»[206].

1.4 Zerstörung und Kreativität

Damit etwas Neues entstehen kann, muss es einen Abschied, ja auch eine Verabschiedung und Loslösung vom Alten geben. Loslösungsprozesse gehen aber einher nicht nur mit Trauer (über den Objektverlust), sondern auch mit Aggressivität (gegen das Objekt). Insofern liegt ein Zusammenhang zwischen Kreativität und Zerstörung nahe. Sabina Spielrein hat frühzeitig diese Relation gesehen und 1912 einen Aufsatz mit dem programmatischen Titel «Die Destruktion als Ursache des Werdens»[207] geschrieben, in dem sie aus triebpsychologischer Sicht und auf den Spuren von Friedrich Nietzsche und Richard Wagner die lebensermöglichende Potenz von Tod und Zerstörung herausstreicht. Bei Nietzsche heißt es unmissverständlich im «Zarathustra»:

> Und wer ein Schöpfer sein muß im Guten und Bösen: wahrlich, der muß ein Vernichter erst sein und Werte zerbrechen.[208]

Festgehalten werden soll in unserem Zusammenhang nur, dass es doch oft der «gekonnten Aggression» im Sinn von Alexander Mitscherlich bedarf, um gegen Alt-Eingefahrenes etwas Neues setzen zu können.[209] Das gilt für die individuelle Lebensführung ebenso wie für Unternehmen oder politische Organisationen. Die Loslösung vom Hergebrachten gelingt oft nicht ohne schmerzhafte Einschnitte oder Einsprüche gegenüber dem Hergebrachten. So ist es durchaus nicht leicht, vertraute Gegenstände und eingespielte Verhältnisse abzustoßen und aufzukündigen, auch wenn sie als behindernd erkannt worden sind. Eine prägende Phase der lebensgeschichtlichen Entwicklung baut auf dieser mehr oder weniger aggressiven Verneinung des Bestehenden auf, nämlich die Pubertät. In der therapeutischen Arbeit schließlich stellt sich für die Therapeutin immer wieder die Frage, wie viel an Konfrontation und Entgegnung in der Begegnung mit einem Patienten denn angezeigt sein mag, um bei ihm eine Veränderung anzustoßen. Therapeutisch relevant ist es auch, offensichtlich negatives Verhalten, das selbst leidvoll und im Gewand einer klinischen Störung erscheint, als einen unvollständigen Versuch aufzufassen, Verhältnisse zu sprengen, um selbst wieder freier zu werden – wobei aber dieser zweite, kreative Schritt allzu oft auf der Strecke bleibt. Freud hat diese

Ablehnung der gegebenen Realität in seinem kleinen Aufsatz zur Differenz zwischen Neurose und Psychose als Stärke des psychotischen Erlebens bezeichnet.[210]

Zusammenfassung des ersten Abschnitts

In dem ersten Abschnitt wurde die eine Seite, das Loslassen eingespielter Denk- und Handlungsmuster, beschrieben. Diese kritische Kraft, die das Gegebene aufs Spiel setzt, in ein kreatives Spiel hineinzieht, bewirkt eine Krise, eine Situation auf Messers Schneide (so die ursprüngliche Bedeutung des Wortes Krise), wo auf der einen Seite der Verlust, auf der anderen der kreative Neubeginn steht. Es ist also durchaus nicht ein Vergnügen, kreativ zu sein. Ein Werk zu gestalten, das bedeutet erst einmal, angesichts eines neu zu bewältigenden Stoffs den Halt zu verlieren, der dann durch eine kreative Neuordnung des Materials neu und ungewohnt geordnet wird. Der kreative Prozess hat an seinem Scheitelpunkt eine Krise. Wilfried Ruff hat versucht, eine typische Entwicklung des kreativen Prozesses darzustellen: Die fünf Phasen gliedern sich bei ihm wie folgt: 1. Das Bisherige genügt nicht. 2. Es zu reproduzieren, ist leidvoll. 3. Eine Krise führt zur Inspiration, zum schöpferischen Moment. 4. Aus diesem Ereignis heraus wird etwas Neues entworfen. 5. Das Neue wird gestaltet.[211] Auch wenn solchen Schematisierungen immer etwas Bürokratisches anhaftet, so trifft diese doch den wesentlichen Punkt, nämlich den des krisenhaften Moments.

In diesem Sinn ist nicht nur der Künstler, sondern auch die Therapeutin kreativ. Mut verlangt es auch dort, sich offen auf eine Therapiestunde einzulassen, in der der Analysand nichts als den freien Einfällen folgt. Jede Analysestunde legt Zeugnis davon ab, wie schwer dieses Loslassen ist, wieviel Mut es erfordert – im Übrigen auch auf der Seite des Therapeuten, der ohne Voreingenommenheit, ohne Festlegung auf die Erinnerung an vergangenes Material, ohne Erwartung und Wunsch sich dem therapeutischen Gespräch widmen soll, um wirklich neu zu hören, was gesagt und vermittelt wird.[212]

2 Das Bewahren: Die interpersonellen Voraussetzungen der Kreativität

Wie aber, diese Frage drängt sich auf, ist es möglich, die kreative Krise durchzustehen, sie zu traversieren, wie Julia Kristeva an einem anderen Ort sagt[213], als sie das Durchschreiten der ersten Ablösungsverzweiflung im menschlichen Leben, das Gefühl der Getrenntheit von der Mutter, beschreibt? Was sind die Voraussetzungen, die ein Loslassen, das – wie im ersten Teil gezeigt worden ist – unabdingbar für den schöpferischen Prozess ist, erträglich, tragbar machen? Dabei wird es nicht oder nicht in erster Linie um die strukturellen Eigenschaften einer Person gehen, die beispielsweise in der operationalisierten psychodynamischen Diagnostik OPD anschaulich und differenziert beschrieben werden. Der Akzent wird auf den interpersonalen, auf den Beziehungsvoraussetzungen liegen, die den kreativen Prozess fördern oder eben auch verhindern. Die zu bearbeitenden Punkte sind:

- das ständig neu zu tarierende Verhältnis von Bezogensein und Alleinsein
- die Fähigkeit des Anderen, das Subjekt beim Loslassen wohlwollend zu begleiten (Überleben der Aggression)
- die Möglichkeit des Anderen, Zeit lassen zu können
- die interpersonalen Voraussetzungen der Kreativität in der psychiatrischen Praxis

2.1 Das ständig neu zu tarierende Verhältnis von Bezogensein und Alleinsein

Was also kann der Andere, was kann der Therapeut tun, um das Loslassen und den Neubeginn im kreativen Prozess zu ermöglichen? Er oder sie bieten einen Rahmen an, sie sichern den Spielraum ab, auch wenn sie temporär Mitspielerin oder Mitspieler sind. Wie aber muss ein Rahmen, der aus Beziehungsqualitäten gezimmert ist und aus sonst nichts, aussehen, um einen Prozess der Kreativität zu fördern? Es ist eine nicht ganz leichte Aufgabe, das richtige Gleichgewicht zu finden, das ein Gleichgewicht von Absenz und Präsenz sein muss, von Gegenwärtigkeit und Abwesenheit. Wenn das Objekt, wenn der wichtige Andere in der Entwicklung und in der Gegenwart von – auch therapeutischen – Beziehungen zu nahe kommt, als intrusiv erlebt wird, überfürsorglich ist und versucht, dem Kind früher oder dem Patienten jetzt jede Erfahrung des Mangels oder der Enttäuschung zu ersparen, dann kann sich keine Innenwelt entwickeln. Dann gibt es kein Loslassen, weil es keine Gefahr des Fallens mehr gibt, sondern nur noch überall Stützen oder Fangnetze bereitstehen. Dass das Objekt immer wieder auch abwesend ist, dass es fehlt und herbeigesehnt wird, dass ein Mangel sich bemerkbar macht und aufdrängt, das gehört zu den Voraussetzungen kreativer Aktion: «Not lehrt denken», sagt das Sprichwort. Aber andererseits darf der Andere sich nicht zu weit entfernen, sodass er aus dem Horizont verschwindet, nicht mehr spürbar ist und für real verloren, nicht nur für temporär unverfügbar angesehen wird. Denn dann bricht der Halt, den das Kind in Vertrauen umwandelt, zusammen und macht einem Gefühl des unerträglichen Verlassen-Seins Platz. André Green hat mit Recht das Dilemma der Grenzfälle, der Borderline-Strukturen, an dem Dilemma zwischen Intrusion und Separation festgemacht.[214] Wo zu viel

Intrusion ist, wo zu viel Separation ist, da kann nichts entstehen. Winnicott hat, wie meist, auch für die gute Konstellation zwischen Nähe und Distanz ein prägnantes Bild gefunden: «Being alone in the presence of others»[215]. Der Patient darf mit seinen Gedanken allein sein, aber die Therapeutin ist gleichwohl da, begleitet, was der Patient sagt, mit ihrer Aufmerksamkeit und Anteilnahme, sie muss nicht unbedingt etwas sagen, aber sie kann. Dann aber wieder, wenn er sich verheddert, verloren geht, wenn sein Spielraum sich aus Gründen, die es zu verstehen gilt, einengt, so stark, dass er nicht mehr weitergehen kann, dass er nichts mehr aus sich schöpfen kann, dann braucht es die Gabe der kreativen Funktion der Therapeutin, die sie stellvertretend zur Verfügung stellt – und das zu tun, ist nicht leicht, soll diese Gabe nicht zum Oktroi werden.

Therapeutische Beispiele

In beiden Fällen handelt es sich um letzte Therapiestunden vor der ferienbedingten Unterbrechung der Therapie.

Fallbeispiel 1

Das eine Beispiel war schon beschrieben worden. Es schilderte eine Therapiestunde mit Frau I (siehe Seite 149), die letzte vor einer Urlaubsunterbrechung. Irgendwann, mitten im Gespräch über die Arbeit, meinte Frau I, dass sie den Wunsch gehabt habe, nicht mehr in die Stunden zu kommen. In einer Phase erdrückenden Schweigens musste ich an den Polanski-Film «Wenn Katelbach kommt» denken, an die eindrucksvolle Schlussszene des Filmes, wo der Held schließlich alle weggeschickt hat, auf einem Felsen allein sitzt, während das Meer um ihn herum ansteigt, und er nach der Mutter ruft. Das mir vor

Augen tretende Bild ermöglichte es mir, wie geschildert, mich aus einer eigenen Erstarrung und Leere zu lösen. Daraufhin kann ich Frau I sagen, dass es ihr wohl leichter ist, mich aktiv zu verabschieden, alle Brücken zu mir abzubrechen, als den Schmerz des Abschieds und der Trauer vor der Ferienunterbrechung zu ertragen. Zwar könne sie das im Moment erleichtern; aber ich machte mir Sorgen, dass das Gefühl, völlig allein zu sein, zurückbleibe und dass es ihr nach dieser letzten Stunde vor meinen Ferien, wenn wir uns verabschiedet hätten, noch schlechter gehe. – Meine Worte ermöglichen es Frau I, sich körperlich zu entspannen, sie lässt sich merklich in den Stuhl sinken, sagt eine Weile nichts, verdeckt ihre Augen, sodass ich denke, ich solle vielleicht nicht sehen, dass sich darin eine Träne sammle. Sie sagt nicht mehr viel, aber sie erkundigt sich nach dem Termin der ersten Stunde nach den Ferien (den sie schon kannte) und sagt mit etwas gefüllterer und erkennbar bewegter Stimme, dass sie zu diesem Termin auch da sein werde.

In der Stunde vor dem (temporären) Abschied ist es Frau I nicht möglich, «in meiner Anwesenheit mit sich allein zu sein», also ihren eigenen Gedanken zu folgen. Die Unterbrechung, die durch meine Ferien droht, erlebt sie als Verlassen-Werden; weil ihr dies so viel ausmacht – später kann sie darüber berichten –, fühlt sie sich unendlich unterlegen und abhängig. Sie möchte nicht so angewiesen auf mich als Therapeuten sein, sie erlebt heftigste Schamgefühle deshalb. Wollte sie mich zunächst festhalten, damit ich nicht verloren gehe oder mich nicht gegen sie wenden kann, indem ich sie verlasse, wird im Verlauf der Stunde ein entgegengesetzter Wunsch mobilisiert, weil Trennungsschmerz und Abhängigkeitsscham sonst übermächtig würden. Dabei reicht es nicht, dass sie mich etwa entwertete oder in meiner Bedeutung für sie klein machte. Vielmehr bekämpft sie die psychischen Verbindungen[216] zu mir global, und zunächst ist dieser Abwehrkampf erfolgreich: Nicht nur sie selbst verliert den Bezug sowohl zu mir als auch zu den eigenen Gedanken und Fantasien, auch ich selbst bin entleert und bin bedroht, den Zugang zu den eigenen Gedanken und zu Frau I zu verlieren.

Wichtig ist in der beschriebenen Stundensequenz zweierlei. Auf dem Weg der projektiven Identifizierung lässt mich Frau I teilnehmen an ihrem Gefühl des Verlustes, einerseits der Beziehung zum Objekt, andererseits aber auch der Fähigkeit zu denken. Andererseits zieht sie sich ganz aus der Beziehung zu mir zurück und vernichtet mich in meiner psychischen Existenz. In dem Augenblick kommt alles darauf an, dass ich diesen Angriff im Sinne Winnicotts überlebe.[217] Es ist das in mir aufsteigende Erinnerungsbild aus dem Film von Roman Polanski, das mich ergreift und keineswegs nur aus einer kognitiven Suche nach einer Lösung der therapeutischen Sackgasse resultiert. Dieser kreative Einfall ermöglicht mir ein mentales Weiterleben und macht mir zugleich deutlich, dass ich das affektive «attunement» auf Frau I nicht eingestellt habe. Anders als sie es für die Bewerbungssituation geschildert hat, gelingt es mir dann, nicht trocken und rational zu deuten. Vielmehr kann ich aus der inneren Anschauung des Bildes heraus Worte finden, die fühlbar machen, dass sie Frau I erreichen können.

Fallbeispiel 2

Am Anfang der Therapiestunde spricht Frau K an, dass wir nach den Ferien keine weiteren Termine vereinbart hätten. (Frau K hat ihre regelmäßigen Termine und weiß «eigentlich», wann die Therapie weitergeht.) Sie unterbricht sich selber, lacht ein wenig, meint, ich müsse ihr nun bestätigen, dass sie wiederkommen könne. Sie sei doch erschrocken gewesen, als ich ihr das letzte Mal gesagt habe, wie gut sie das Verhältnis zu den

Eltern mittlerweile handhaben könne. (Ich hatte sie darauf hingewiesen, dass sie der Mutter nicht mehr ausweiche, sondern ihr sagen könne, was sie sich von ihr erwarte.) Ein solches Lob sei für sie vergiftet, es heiße für ihre Ohren immer, sie habe jetzt keine Unterstützung mehr nötig und müsse fortan auf den eigenen Beinen stehen.

Sie kommt auf manifest andere Themen zu sprechen. Sie wendet sich ihren beruflichen Verpflichtungen zu. Es falle ihr schwer, ihre eigene Meinung zu vertreten. Stattdessen lasse sie sich auf ein zwanghaftes Gerangel um Verfahren und Regelungen ein, das niemandem etwas bringe. Sie berichtet von einer Kollegin, die ihr unterstellt sei. Von ihr fühle sie sich immer wieder angegriffen, sie habe das Gefühl, sie wolle ihr ihren Platz streitig machen, sie fühle sich von ihr nicht respektiert. Dann müsse sie kämpfen, und kämpfen könne sie, sie lasse sich nicht wegdrängen.

Ich spreche das vergiftete Lob an, ihre Fantasie, ich hielte sie schon für so «gesund», dass sie die Therapie beenden könne – so als wolle ich ihr ihren Platz streitig machen und sie dazu zwingen, um den Platz zu kämpfen. Dabei könnte in dem Kampf und Gerangel, hier wie am Arbeitsplatz, untergehen, was sie von anderen benötige und sich wünsche.

Sie fängt ein wenig an zu weinen, fasst sich aber schnell wieder. Sie wisse, dass sie gut zurechtkomme in ihrem augenblicklichen Leben. Die Arbeit mache ihr Spaß, sie hätte nicht gedacht, dass sie am neuen Arbeitsplatz so schnell so gute Rückmeldungen erhalte. Aber sie sei immer die Selbstständige gewesen, sie wisse nicht, ob ihre Mutter je das Gefühl gehabt habe, dass sie als Tochter bedürftig sei. Ihr Vater habe sie geliebt und bewundert, dadurch habe er ihr immer zu viel zugetraut. Die Mutter habe mit ihr eher um die Vorrangstellung zu Hause gekämpft, habe aber nicht gesehen, wie sehr sie sich manchmal danach gesehnt habe, bei der Mutter klein sein zu können, vor allem und gerade bei der Mutter.

Ich ergänze den Gedanken und sage ihr, dass sie es bis heute auch nicht leicht habe, ihre Bedürfnisse so zu äußern, dass sie von anderen gehört und vielleicht ja auch erhört werden. Daraufhin erzählt sie eine kleine Episode aus der Pubertätszeit, die ihr einfällt; sie habe die Mutter nicht gefragt, ob sie einen BH für sie habe oder mit ihr aussuchen könne, sie habe sich stattdessen einen im Geschäft gestohlen. Dann schweigt sie eine Weile und sagt schließlich nachdenklich, dass sie sich hier die Zeit nicht stehlen müsse, sie spüre schon, dass ich für sie da sei. Sie beendet die Stunde nachdenklich, wünscht mir zum Schluss einen guten Urlaub, berichtet mir, welche Pläne sie für die therapiefreie Zeit geschmiedet habe.

Frau K kann mich direkt ansprechen. In ihren Fantasien, die sie recht frei äußern kann, ist auch die Therapie und damit das Verhältnis zu mir enthalten. Sie kann es sich leisten, mir nahe zu sein, und sie bewältigt mit mir zusammen, antizipierend, die Trennungssituation. Trennungen gefährden die Beziehung nicht. Sie schränken auch den Fantasieraum und damit die Kreativität von Frau K nicht ein. Aber sie sind gleichwohl gefährlich, weil Frau K erkennt, dass sie überschätzt werden könnte in ihrer Selbstständigkeit. Sie kommt auf meine Bemerkung der letzten Stunde zurück, die sie als vergiftet erleben musste, so wie es der Stolz des Vaters gewesen ist; sie war der Stolz des Vaters, aber sie hätte auch seinen Schutz gebraucht. So reihen sich ihre Gedanken, an denen ich teilnehme, ohne viel sagen zu müssen.

Ein Vergleich beider letzten Stunden vor den Ferien bietet sich. Die Vignetten können zeigen, wie eng Kreativität und die Nähe-Distanz-Regulation miteinander verbunden sind. Im ersten Fall ist es entscheidend, dass ich als Therapeut selber den richtigen Abstand zu Frau I wahren kann oder, besser gesagt, immer wieder finde, sodass ich kreativ bleiben kann, damit ich mich nicht länger in den depressiven Strudel von Verlassenheit einbinden lasse und die Gefühle von Aussichtslosigkeit übernehme, sondern die eigenen Gedanken frei behalte, um sie der Patientin zur Verfügung stellen zu können. Im zweiten Fall ist dies nicht notwendig, hier richtet sich die therapeutische Fantasie auf die Inhalte, die deutbar sind und im geteilten therapeutischen Raum auftreten. Der Raum selbst aber muss nicht hergestellt werden, ich kann die Patientin auch gut in den Stunden den eigenen Gedanken überlassen.

2.2 Die Fähigkeit des Anderen, das Subjekt beim Loslassen wohlwollend zu begleiten

Wenn es Frau I, der Patientin des ersten Beispiels, nun schlechter ginge und sie noch mehr Mühe hätte, mich gehen zu lassen, dann könnte es durchaus sein, dass sie wegbleibt aus den Stunden, dass sie nichts von sich hören lässt und mich in großen Sorgen zurücklässt. Dann würde sie den Spieß umdrehen, dann wäre ich der Zurückgelassene und Verlassene, sie die Aktive und Selbstständige. Sie würde so versuchen, mich aus meiner Therapeutenrolle zu bringen, mich als Therapeut insofern zu zerstören, dass ich verärgert oder überfürsorglich reagiere und die eigene Position aufgebe, in der es darum geht, der so eingeengt erlebenden Patientin eigene Gedanken und Gefühle und damit Kreativität wieder zu ermöglichen. In dem Moment, wo ich mich innerlich abwende und mich verärgert zurückziehe, hätte die Patientin mich als Therapeuten tatsächlich «zerstört», und das wäre in gleicher Weise der Fall, wenn ich beginnen würde, für die Patientin zu handeln, an ihrer Stelle zu handeln. Natürlich kann mir das passieren, wir wissen mittlerweile viel mehr das temporäre Mit-Agieren des Therapeuten zu schätzen – aber es muss eben vorübergehend sein und wieder aufgehoben werden können in gemeinsamer konstruktiver Arbeit.

Mit anderen Worten: Immer wieder das richtige Verhältnis von Nähe und Distanz zu finden und darum zu ringen, das bedeutet für mich als Therapeuten, dass ich einerseits mich emotional erreichen lassen kann und muss; ich muss berührbar sein. Ich muss also auch spüren können, dass die Patientin mich angreift und als Therapeut vernichten will (weil ich weg von ihr gehe). Zugleich muss ich die Affekte in der Beziehung auch aushalten und – wie Winnicott erneut trefflich sagt – «überleben».

Das richtige Verhältnis von Nähe und Distanz erlaubt mir auch, anders zuzuhören, offen zuzuhören, offen eine Begegnung auf mich wirken zu lassen. Sehr treffend ist die Kreativität der therapeutischen Haltung beschrieben worden – nicht von einem Therapeuten oder Psychoanalytiker, sondern von einem Sinologen und Philosophen. Francois Jullien entnimmt der chinesischen Tradition Grundsätze, von denen er sicher ist, dass sie psychotherapeutisches, zumindest psychoanalytisches Handeln bestens beschreiben. Zu diesen Konzepten gehört die «Defixation», also die Aufhebung von Fixierungen (auch und gerade in der eigenen Haltung), die Verflüssigung der Sichtweisen und Wahrnehmungen. Sie setzt die als weiteres Konzept von Jullien so genannte «Disponibilität» voraus, die Verfügbarkeit, also die Präsenz und Geistesgegenwart, um Erfahrungselemente neu auf sich wirken zu lassen und sie neu zu ordnen. In dem analytischen Gespräch ist es die Berührbarkeit, die Bereitschaft, nicht nur die Aufmerksamkeit zur Verfügung zu stellen, sondern sich emotional zu öffnen. Dann ist es möglich, statt in einer denotativ eingeschränkten, festlegenden Weise anspielend, allusiv zu denken. «Allusivität» meint die Fähigkeit, Anspielungen zu bemerken, aber auch andeutend, tentativ, tastend Gedanken zu evozieren. Allusivität, Anspielung: In beiden

Worten ist das Spiel enthalten. Aufbauend auf diesen spielerischen, Möglichkeiten eröffnenden, bereichernden und nicht stillstellenden Haltungen, entsteht dann u. U. das, was Jullien «entre communiquant» nennt, ein kommunikatives Zwischen.[218]

Für jede Therapie kann dies heißen: Kreativ kann der Patient nur in diesem kommunikativen Zwischen werden, wenn der Therapeut einen Raum zum Denken und Fantasieren öffnet, ihn nicht verschliesst, sodass der Patient oder die Patientin sich nicht auf den einen Sinn, die eine Bedeutung, die eine enge Weltauslegung reduzieren, sondern immer neu auf die Suche nach neuen Bedeutungen gehen.

2.3 Zeit lassen können

Mit Begriffen wie Verfügbarkeit, Anspielung und Defixation sind Elemente eines «kommunikativen Zwischen» beschrieben. Dieses Zwischen ist aber nicht nur Zwischenraum, sondern auch Zwischenzeit. Sich auf etwas einlassen, das nicht fixiert, nicht festgelegt ist: Es verlangt, dass Zeit zur Verfügung steht, und dies gilt eben besonders für die Haltung des Therapeuten. Friedrich Schiller hatte – ebenfalls im 14. Brief seiner Arbeit über die ästhetische Erziehung – die Aufgabe des Spieltriebs so gekennzeichnet, dass er es erreichen müsse, «die Zeit *in der Zeit* aufzuheben». Auch wenn die objektive Zeit knapp bemessen ist und vergeht, so muss es doch möglich sein, die Zeit auch im Wissen des Verrinnens objektiver Zeit immer neu aufzuheben. Die analytische Situation ist darauf angelegt, Zeit in der Zeit aufzuheben. Denn die Grundregel bestimmt ja den Analysanden, sich Worten, Gedanken, Bildern und Ideen zu überlassen. Nicht gleich und sofort, dies ist zu betonen, muss ein Sinn daraus entstehen. Erst der Verlauf wird die Gedanken möglicherweise ordnen und dann herausstellen, was an den eignen Einfällen signifikant war. Zur freien Assoziation gehört aufseiten des Analytikers die gleichschwebende Aufmerksamkeit. Diese gleichschwebende Aufmerksamkeit hat ein paradoxes Ziel, sie ist Aufmerksamkeit, aber sie schwebt in alle Richtungen, kein manifestes Erkenntnisinteresse, dass ja ein Interesse des Bewusstseins ist, soll sie steuern. Denn sonst wüsste der Analytiker oder die Analytikerin schon vorher, was am Ende der Stunde oder der Behandlung herauszukommen hätte. Nein, Analysand und Analytiker werden es erst nachträglich rekonstruieren. Die analytische Haltung der Zeit gegenüber, die durch die beiden Grundregeln die Gabe der Zeit ermöglichen kann, ist entscheidend, in jeder Stunde.[219] Wie aber im ersten Teil schon betont wurde, ist Zeit hier nicht nur Zeit als Zeiteinheit (das auch), sondern ebenso sehr als Erwartungszeit, Hoffnungszeit, Zukünftigkeit angesprochen. Die Analytikerin erzwingt es nicht, aber sie rechnet damit, dass sich etwas Bedeutsames in dieser Stunde ergeben kann. So gehört zu den interpersonalen Voraussetzungen der Kreativität auch das Hoffen, der Zukunftsbezug, die Zuversicht, dass Neues sich entwickeln kann.

2.4 Kreativität in der psychiatrischen Behandlung

Vieles mag für die psychoanalytische Kur gelten und gut umsetzbar sein, für die ja besondere und privilegierte Umstände gelten. Lässt sich aber die Konzeption der Kreativität und des Spielraums, wie sie in dieser Arbeit entfaltet worden ist, auch für Gebiete angewandter Psychoanalyse nutzen? Die Psychoanalyse sollte sich auf den Weg zurück in psychiatrische Institutionen machen, aus denen sie vertrieben worden ist, aus denen sie sich aber selbst auch ausgeschlossen hat. Diesem

Anliegen verdanken sich die folgenden Gedanken. Zu fragen ist also: Was bleibt übrig von einer psychoanalytisch bestimmten Kreativität, die eine bestimmte Beziehungsform zur Voraussetzung hat, in der alltäglichen psychiatrischen Behandlung, die doch von anderen Anforderungen beherrscht wird, von Zeitdruck, von Gefahr für Leib und Leben oder von mangelnder Einigkeit über die Behandlung selbst? Wenn die Psychoanalyse in der Psychiatrie einen festen Ort haben soll, dann muss sie es ermöglichen, trotz aller notwendigen und unvermeidlichen Einschränkungen im Setting psychiatrischer Regelversorgung, Spielräume zu schaffen – und seien sie noch so punktuell. Es ist eine enorme Gefahr jeden psychiatrischen Handelns, dass die kreativen Freiräume immer wieder verloren gehen, durch den sachlich gebotenen Zwang, direktiv sein zu müssen, eine bestimmte Form des Seins zu oktroyieren und durchzusetzen. Gegen diese Gefahr muss angekämpft, gegen sie müssen kreative Momente durchgesetzt werden.

- Zu ihnen gehört die Fähigkeit, Zeit zu lassen und Zeit zu geben und Zukunftsmöglichkeiten für den Patienten und für die gemeinsame Arbeit zu entwickeln. Das ist schon in lang gehenden ambulanten Psychotherapien schwer genug. Woher aber soll sich diese Erwartung nähren, wenn stationär psychiatrisch behandelte Patienten dicke Krankenakten aufweisen, in denen eine unter Umständen sehr lange Krankheitszeit sich niedergeschlagen hat? So schwer sie es hat, sich einzustellen: Notwendig ist sie, diese Erwartung, ohne die es dem Patienten nicht möglich ist loszulassen, ohne die er u. U. keine Anregung hat, etwas zu verändern. Und sie ist ja auch berechtigt, sie hat ihre Wurzeln nicht in spezifischen großen therapeutischen Fähigkeiten, nicht in der plötzlich aufkeimenden Ichstärke des Patienten, sondern in dem kommunikativen Zwischen: Zwischen «uns», in der therapeutischen Beziehung, wenn sie denn analytisch reflektiert wird, kann in der Tat etwas Neues entstehen. Der behandelnde junge Psychiater sollte sich angesichts eines langjährig psychiatrieerfahrenen Menschen dank psychoanalytischer Supervision in jeder Stunde vergewissern können: «Wir können uns anders aufeinander einstellen, ich bin ein anderer als der zuvor behandelnde Arzt in der Klinik. Ich bin in der langfristigen Therapie nicht immer derselbe, ich entwickle mich in meinem Leben weiter und bin heute vielleicht anders gestimmt als gestern, und diese meine Wandelbarkeit ist eine Chance, manchmal zu einem unerwarteten Zeitpunkt. Auch ich trage zum kommunikativen Zwischen bei, sodass wir, der Patient und ich, uns immer auch anders begegnen, anderes aneinander wahrnehmen, einen anderen Zwischenraum herstellen können.»

- Der Grundsatz, dass Kreativität zwischen Nähe und Distanz ausgehandelt, manchmal auch erstritten wird, leitet diese Ausführungen an. Auf der anderen Seite des Zwangs, der ja mit zu großer Nähe und Intrusion verbunden ist, steht – das folgt daraus – das Alleinsein-Können und die Distanz. Für die Behandlungsteams im stationären Setting kann das heißen: Vielleicht gewährt nicht die gleiche Person zur gleichen Zeit Distanz, wenn sie soeben zu nahe gekommen war, etwa der Bezugstherapeut mit einer nachdrücklich eingeforderten Medikamenteneinnahme. Dann mag der Abstand durch den Musiktherapeuten gewahrt bleiben, der im Intensivpflegebereich eine Improvisation anbietet, besser gesagt: zulässt und fördert. Oder es ist die Physiotherapeutin, die die leibliche Spontaneität unterstützt, auch wenn der Patient zugleich restriktiv, z. B. durch Freiheitsentzug, geführt wird. Es kann aber durchaus der gleiche Therapeut sein, der die andere Seite des Nähe-Distanz-Verhältnisses selbst repräsentiert, im Verlauf der Behandlung nämlich, wenn er mit dem Patienten zusammen aufarbeitet, was an Zudringlichkeit und Fremdbestimmung offenbar notwendig war oder nötig erschien. Er kann dem Patienten seine Motive erläutern, dass er nicht aufgrund einer therapeutischen Maxime bei der Aufnahme so restriktiv gewesen ist, sondern aus Sorge um die Gesundheit des Patienten. Damit zeigt er sich als Beziehungspartner, der die gemeinsame Geschichte aufarbeitet, vor allem aber auch als jemand, der zu sich und dem eigenen Handeln Distanz wahrt. Im Übrigen wäre der Anspruch viel zu hoch und unrealistisch, ginge der Therapeut davon aus, alles aufs Mal und selbst sein zu können. Auch das gehört zur psychoanalytischen Arbeit in der Psychiatrie: zu hohe Ansprüche zu hinterfragen, sich selbst zu verstehen und dadurch auch in sehr enttäuschenden oder angespannten Therapiephasen auf Entwicklung zu setzen.

- In dem psychiatrischen Alltag erhält die oben eingeführte Maxime, dass der Therapeut sich nicht zerstören lassen darf, dass er die aggressive Kraft des Anderen aber zugleich durchaus wahrnimmt und sogar würdigt, unter Umständen eine sehr handgreifliche Relevanz. Psychoanalytisch geschult, kann der Therapeut damit rechnen, dass das Herstellen von Beziehungen kein Gnadenakt ist, sondern ein Kampf, ein Ringen – dass der Patient ihn wegstoßen muss, um sich Luft zu verschaffen. Und er wird es als seine Aufgabe verstehen, doch emotional präsent zu bleiben, bei allem Ärger und aller Betroffenheit einen Faden zu bewahren und zu schützen. Denn er will dem Patienten die Erfahrung ermöglichen, dass der Andere einen nicht fallen lässt, auch wenn er einen allein lässt. Es bedarf der vorzugsweise psychoanalytischen Supervision, damit der Therapeut persönlich den Beziehungsrahmen weiter garantieren, damit er in schwierigen Situationen mit seiner Gegenübertragung umgehen kann.

- Sehr schwierig ist es für den Therapeuten, den kleinen Moment der Begegnung, den Gegenwartsmoment in der Therapie zuzulassen, wenn er selbst gehetzt ist, wenn er über keinen Freiraum verfügt. Er kann nicht zur Verfügung stellen, was er selbst nicht hat. Dass die Behandlung offenbleibt für wie kleine Momente der Offenheit, des Unerwarteten auch immer, dafür haben in der psychiatrischen Institution alle zu sorgen: der Therapeut, das Team, der Oberarzt, der Klinikleiter, der CEO, alle sind mitverantwortlich. Freilich, unter den Prämissen ökonomischer Effizienz, permanenter Dokumentationsverpflichtung und steigender bürokratischer Belastung ist es schwer, auch punktuell zu einer Gelassenheit zurückzufinden, die es erlaubt, im Sinne Julliens disponibel für den Patienten zu sein.

Therapeutisches Beispiel 3

Frau L kommt in die Klinik nach einer ziellosen Reise, die sie aus dem Ausland zurück in die Heimat ihrer Kindheit führen sollte. Ihr Mann hatte ihr mitgeteilt, dass er sich nun endgültig von ihr trennen werde. Sie hatte über das Internet einen Kontakt zu einem ihr fremden Mann hergestellt, sie übernachtete bei ihm, am nächsten Morgen zog sie ziellos weiter und wendete sich schließlich an uns. In den ersten Stunden und der ersten Nacht in der Klinik ist sie offenbar entlastet; aber schon am nächsten Tag beschließt sie, zurück in die Stadt und das Land, in denen sie die letzten Jahre mit ihrem Ehemann gelebt hat, zurückzukehren. Mithilfe des Aufnahmearztes klärt sie alle Formalia. Als ich sie begrüßen will, sitzt sie gleichsam schon auf gepackten Koffern. In einer tonlosen, angestrengt sachlichen Sprache versichert mir Frau L, die ich zum ersten Mal sehe, dass sie nun viele Einsichten gewonnen habe, sie wisse, sie müsse in Zukunft Hilfe annehmen, bislang habe sie sich immer nur selbst geholfen, sie sei froh über die Erkenntnis. Sie habe einen Fehler gemacht, sie sei in der Heimat ihrer Kindheit doch heimatlos, sie müsse dort sein, wo sie ihre sozialen Bezüge habe, dort werde sie unterstützt.

Mir fällt die Differenziertheit von Frau L auf, aber auch die schneidende Kälte ihrer Sprache. Sie spricht, als wäre sie von allen Gefühlen abgeschnitten, auch wenn sie über ihre Gefühle spricht, automatenhaft. Ich fühle mich sehr schnell kontrolliert und eingeschränkt; Frau L lässt mir mit ihrem Entschluss, aber auch mit ihrer ganz abgeschirmten und unpersönlichen Schilderung gar keine Chance, mir ein Bild zu machen von ihrem persönlichen Erleben. Alles, das ich höre, klingt ja vernünftig, aber ich spüre nur die Kälte, die von Frau L ausgeht, kämpfe mit einem widerwilligen Ärger («Wenn du nichts von mir wissen willst, dann lass es doch bleiben») und dem Gefühl, dass ein bedrohter, eine Panik kompensierender Mensch mir gegenübersitzt.

Ich achte auf psychopathologische Hinweise, vergewissere mich, dass in einem deskriptiv- psychopathologischen Sinn weder Zeichen einer psychotischen Störung noch einer schweren Depression vorliegen und dass – nach operationalisierten Kriterien – keine akute Suizidalität gegeben ist – auch wenn mein Gegenübertragungsgefühl die Bedrohung sehr ernst nimmt.

Was ist zu tun? Ich habe keine kreativen Spielräume zur Verfügung und fühle mich ganz eingeengt. Wie kann ich einen Raum zwischen uns wieder öffnen? Ich bekämpfe die in mir aufsteigenden Gefühle der Ablehnung; ich versichere Frau L, dass ich ihr nicht im Weg stehen werde, wenn sie gehe, aber dass ich ihr doch auf den Weg meine Gefühle mitgeben wolle: dass ich einen Menschen erlebte, der mir sage, dass er nun Hilfe annehmen könne und der Hilfe wohl auch sehr bedürfe, der es mir aber verunmögliche, ihm hier und jetzt im Gespräch zu helfen, stattdessen meine Gesprächs- und somit auch Hilfsangebote aus Gründen, die ich nicht kennte, abweisen müsse. Das sei doch ein großer Widerspruch, der mir Sorgen mache.

Frau L bleibt kühl – formal bei ihren Vorstellungen, die sie bloß wiederholt, wünscht mir – schon im Gehen – einen guten Abend, ich habe doch sicher wegen ihr die Dienstzeit verlängert und sei froh, nun nach Hause zu gehen. Ich erwidere nur kurz, dass sie sich offenbar über mich Gedanken mache, es mir aber nicht erlaubt habe, für sie zu sorgen.

Am nächsten Tag erfahre ich, wieder zu meiner Überraschung, dass Frau L gleichsam die Koffer wieder ausgepackt hat. Ich spreche am gleichen Tag mit ihr, und nun erzählt sie mir mit anderer Stimme, aufgelöst und viel weniger kontrolliert, dass sie froh sei, hiergeblieben zu sein – ihre Mutter habe sich, seitdem sie sechs Jahre alt gewesen sei, in psychiatrische Behandlung begeben und sich gleichwohl umgebracht. Auch ihr Vater habe sich getötet. Sie sei innen hohl geblieben, das spüre sie, sie sei eine erfolgreiche Frau geworden, aber sie wisse nicht, was ein Zuhause sei, auch wenn sie jahrelang verheiratet gewesen sei. Es sei schrecklich, das zu erkennen. Sie sei nichts. Sie habe gestern Panik gehabt, wie sie erst jetzt merke, dass sie nun genau da gelandet sei, was für sie der schlimmste Ort auf Erden sei, in einer psychiatrischen Klinik, sie lande dort, wo die Mutter gewesen sei.

Ich spüre ein «kommunikatives Zwischen», das mir am Tag zuvor völlig gefehlt hatte, auch wenn ich von den – nun sehr spürbaren – Inhalten ihrer Schilderung betroffen bin. Ich bedanke mich bei Frau L für die Offenheit, die sie sich nun zutraue und mir gewähre, und sage ihr, dass ich froh sei, dass sie sich entschlossen habe zu prüfen, ob sie uns vertrauen könne. Ich füge an, dass ich wohl hörte, wie sie sich fühle, dass aber ihre kluge und erfolgreiche Seite doch auch zu ihr gehöre und sie getragen habe, auch wenn sie nun merke, wie viel ihr fehle.

Warum hat Frau L die Entscheidung zu gehen zurückgenommen? An einer stationären Therapie ist nicht nur einer, sondern sind viele Menschen beteiligt, und es ist schwer zu bestimmen, was im Einzelnen den Ausschlag für eine Verhaltensänderung gegeben hat. Betrachte ich dennoch mein Gespräch mit ihr isoliert von anderen Einflüssen, dann waren wohl drei Elemente ausschlaggebend, die zu den beschriebenen Faktoren Defixation, Disponibilität und zum Ringen um Nähe und Distanz gehören:

Defixation:
Es ist nicht immer leicht, sich aus den explorativen Haltungen zu lösen, die von der Arbeit an und in der therapeutischen Beziehung ablenken, die aber gleichwohl notwendig sind zur Abschätzung des – auch rechtlich relevanten – Handlungsbedarfs. Insofern war die erste wichtige Aufgabe, mich aus der rollenbedingten Einengung meines Blickfelds auch wieder zu lösen, um disponibel für die verschiedenen Facetten der Begegnung zu werden.

Disponibilität:
Die Disponibilität erlaubte es mir, aufmerksam zu werden auf die entscheidende Diskrepanz, die mir die Patientin vermittelt: der zwischen der Einsicht in die Notwendigkeit der Hilfe und

der Ablehnung der Hilfe. Mit der Öffnung meiner Wahrnehmung für die widersprüchlichen Beziehungsangebote konnte sich mein Fantasieraum weiter öffnen und ich mir dic Frage überhaupt stellen, was denn Frau L zu diesen Widersprüchen motivieren könnte.

Nähe-Distanz-Regulation:
Auch wenn ich nicht sogleich eine Antwort erwarten und erhalten konnte, so konnte ich doch auf diesem Boden mit der in der Gegenübertragung erlebten Zurückweisung besser umgehen, ohne die Patientin fallen zu lassen, und einerseits mit meiner Anteilnahme bei der Patientin bleiben, sie auf der anderen Seite aber loslassen, ohne sie zum Bleiben zu zwingen und ihr dadurch zu nahe zu kommen.

Offenbar habe ich die Patientin erreicht, sodass sie doch einen vertrauensvollen Schritt gehen konnte, vielleicht aus dem Gefühl heraus, dass wir ihr den ersehnten, aber unmöglich erscheinenden Halt vielleicht doch irgendwie geben könnten. Am nächsten Tag waren freilich die gleichen Schritte weiterhin nötig, nun gleichsam mit umgekehrten Vorzeichen: Dann galt es, der völligen Entwertung der rationalen Seite entgegenzutreten und auch darauf zu achten, ob durch die plötzliche «Entblößung» der eigenen Lebensgeschichte zu viel Nähe hergestellt werden sollte, die nur enttäuscht werden kann – auch dafür galt es, disponible, aufnahmefähig zu bleiben, bei aller Freude über das aufkeimende «kommunikative Zwischen».

Zusammenfassung des zweiten Abschnitts

Wenn Kreativität eine Krise darstellt, dann braucht sie Begleitung und Absicherung – und die ist begründet in der Qualität der Beziehungen, auch der therapeutischen Beziehungen. Nur wenn der Andere nicht zu nah, aber auch nicht zu fern ist, kann ich mich in einem Zwischenraum aufhalten, der zwar in sich nicht gefestigt ist, der immer wieder neu auszumessen oder auszuhandeln ist, durchaus manchmal auch im Kampf, den es in der Beziehung miteinander durchzustehen gilt. Therapie braucht solche Räume und Zeiten. Die psychoanalytische Behandlung kann dafür als Paradigma dienen, als Beispiel, das sich auf die klassische psychoanalytische Situation nicht beschränken darf. Vielmehr muss das psychoanalytische Paradigma zur auch andernorts nutzbaren Leitidee werden, damit in den so schwierigen therapeutischen Settings, wie sie der psychiatrische Alltag schafft, kreative Momente in der therapeutischen Beziehung möglich sind.

Schluss: Kreativität als prekärer Zustand

Am Ende soll einem Missverständnis vorgebeugt werden, und damit wird auch ein Bogen zum Anfang, nämlich zu Friedrich Schiller geschlagen. Der Aufbau des Textes, nämlich Kreativität zwischen zwei Bestimmungsgrößen anzusiedeln, zwischen dem Loslassen und dem Bewahren, zwischen dem Mut zur Krise und dem Gehaltenwerden in Beziehungen, ist nicht immun gegen ein Missverständnis. Hier wird, ebenso wenig wie bei Schiller, einem statischen Balance- oder Ausgleichsmodell das Wort geredet. Kreativität ist ein Prozess, der nicht zur Ruhe kommt. Das Loslassen in der kreativen Krise setzt die haltgebenden, bewahrenden Momente der Beziehung aufs Spiel, die Beziehung kann durch die kreative Krise scheitern, aber auch gewinnen. Beziehungen ermöglichen kreative Spielräume und -zeiten. Diese verändern die Beziehung und die Beziehungspartner. Kreativität wird durch die bewahrenden Momente nicht verharmlost und die Krise nicht auf eine verdaulich-angepasste Form gleichsam heruntergeregelt. Kreativität dient nicht dazu, das Leben kohärenter zu machen, aber sie erlaubt es vielleicht immer einmal und immer wieder, auf den Wechsel von Inkohärenz zu Kohärenz, von Desintegration zu Integration zu vertrauen. Kreativität behebt den Mangel nicht, der vielleicht dem Leben überhaupt eingeschrieben ist, der in der individuellen Lebensgeschichte sich mehr oder weniger verstärkt zu einem Trauma oder einem Leiden; aber sie erlaubt, diesen Mangel zu sehen und gleichwohl aus ihm etwas zu machen, ihn zu bedenken, ihn zu gestalten.[220] Kreativität beseitigt den Mangel nicht, der ihr Ursprung ist, aber sie erlaubt, immer neu darauf hinzuarbeiten, dass es doch möglich ist, für den Moment, für den Augenblick eine Vollkommenheit oder Harmonie zu schaffen, in der Gewissheit, dass sie auch wieder verloren geht. Dieses Spiel findet keinen Abschluss, es beruhigt sich nie – und ist gerade deshalb so lohnend.

Vierter Teil: Sein Leben führen

Die Frage nach dem guten Leben

Einleitung

Mit dem Angebot an Psychotherapie wollen wir den Menschen, die zu uns kommen und leiden, etwas Gutes tun. Sehr berechtigt ist die Frage: Ist das Gute tatsächlich gut? Ist es denn in jedem Fall gut, also objektiv gut? Oder ist es bloß im eigenen Erleben gut? Wenn das Gute subjektiv gut ist, schließt sich die nächste Frage an: Für wen ist etwas gut? Wer bestimmt darüber, was für wen gut ist? Kann das in der Therapie der Therapeut, oder kann es der Patient selbst? Entscheiden nicht oft genug in der Psychiatrie die Angehörigen, manchmal vielleicht auch die Arbeitgeber mit? Welche Motivation steht hinter dem Bedürfnis, etwas gut oder etwas Gutes zu tun? Wilhelm Busch hat sich in diesem Punkt keinen Illusionen hingegeben: «Das Gute, dieser Satz steht fest, ist stets das Böse, das man lässt.»[221] Daher kann die eben gemachte Aussage, dass wir als Psychotherapeuten den Patienten etwas Gutes tun wollen, nicht naiv als Selbstverständlichkeit hingenommen werden. Vielleicht wollen wir nicht für Andere etwas Gutes tun, sondern für uns selbst, indem wir Geld verdienen oder uns gut fühlen als Menschen, die etwas Gutes tun. Vielleicht verhindern komplexe Gegenübertragungshaltungen, dass wir den Fortschritt eines Menschen in der Therapie wirklich wollen. Außerdem mag die Formulierung in manchen Ohren sehr paternalistisch klingen – wäre es nicht viel angemessener, wenn wir sagten, dass wir mit den Menschen, die zu uns kommen, gute gemeinsame Arbeit leisten wollen, mit dem Ziel, dass sie ein gutes Leben führen können?

Mit dieser Frage nach dem guten Leben werde ich mich in diesem letzten Teil befassen. Das Gute wird also auf die Lebensführung zu beziehen sein. Zu klären ist, was ein gutes, ein gelungenes, ein glückliches Leben sein kann und was die Psychotherapie zu ihm beitragen kann. Ich gehe in folgenden Schritten vor: Ich will an den Anfang drei Beispiele stellen, die mir dazu dienen sollen, Bestimmungsstücke des guten Lebens zu versammeln. Im nachfolgenden Abschnitt will ich das Ergebnis dieser Suche zusammenfassen, um auf diese Weise genauer beschreiben zu können, was ein gutes Leben allgemein ausmachen könnte. Im dritten Abschnitt will ich – wiederum anhand einer kurzen Vignette – die Frage erörtern, ob Krankheit mit dem guten Leben Schluss macht oder es umgekehrt auch fördern kann. Im vierten Abschnitt widme ich mich den Leistungen der Psychotherapie für das gute Leben des Patienten. Abschließend werde ich das Thema in einen gesellschaftspolitischen Zusammenhang stellen.

1 Drei Beispiele

1.1 Verleugnung in Todesnähe

Herr M kommt zur stationären Aufnahme, nachdem er infolge eines schwierigen Konfliktes mit seiner Partnerin depressiv wurde. Er ist lebensbedrohlich krank, schon vor drei Jahren wurde ein Bronchialkarzinom diagnostiziert, das mittlerweile metastasiert ist. Mehrere Operationen galten den Metastasen an unterschiedlichen Stellen. Herr M lebt spürbar im Kontakt mit den Mitpatienten auf, er findet auf der Abteilung soziale Anerkennung wegen seines Humors und seiner offenen Art, auf andere zuzugehen. Die Todesnähe, obgleich in den Körper eingeschrieben und am kachektischen Zustand abzulesen, wird von ihm verleugnet. Er thematisiert die Bedrohung auch in den Einzelsitzungen nicht näher. Die Gegenwart des stationären Alltags ist ihm allein wichtig, in ihr verliert er schnell seine Depression und fühlt sich wohl und gut. Die spezifischen Therapien sind ihm eher lästig.

Ist dieses subjektive Gefühl des Wohlbefindens als Hinweis auf ein gutes, ein gelungenes, ein glückliches Leben zu nehmen? Die Verleugnung sollte nicht vorschnell pathologisiert werden, sie stellt eine bewundernswerte Leistung dar, die es Herrn M erlaubt, angesichts des nahenden Lebensendes in einer geschützten Umgebung sozial aktiv zu bleiben und sich alltäglich-selbstverständlich zu fühlen. Dennoch werden wir zögern, dieses Leben als glücklich zu bezeichnen. Die Umstände, die schwerste körperliche Krankheit, stehen dieser Einschätzung als eine objektive Gegebenheit im Weg. Aber auch ein gelungenes Leben stellen wir uns wahrscheinlich anders vor. Woran liegt das, wo es doch dem Patienten dank der Verleugnung gelingt, in der Gegenwart unbeschwert zu sein? Das, was eine Stärke ist, hat auch eine Schattenseite: Herr M kann eben nur von einem Tag zum anderen leben. Die Überbesetzung der Gegenwart verhindert Therapie insofern, als das Trauma der Krankheit und die persönliche Geschichte nicht miteinander konfrontiert oder verbunden werden können. Er lebt gegen jeden biografischen Bezug. Außerdem handelt er nicht planend in die Zukunft seines persönlichen Lebens hinein. Offenbar ist es schwer, von einem guten oder gelungenen Leben sprechen zu können, wenn Vergangenheit und Zukunft in den Lebensentwurf nicht eingeschrieben sind.

Anlass der stationären Therapie ist nicht das Karzinom allgemein, sondern eine Beziehungskrise. Herr M hat sich gegen die Partnerin gewehrt, die ihn in seiner schweren Krankheit als beeinträchtigten und leidenden Menschen angesprochen hat, selbst entsetzt über nahenden Verlust des Freundes. Projektive Identifizierung ist am Werk, sie trägt seine Verzweiflung, und er kämpft in eins gegen die Partnerin und die Panik, die er bei sich nicht beheimaten kann.

Nicht die schwerste Krankheit allein motiviert die Verleugnung; das Ausstreichen der Vergangenheit gehört zu seinen Verarbeitungsstrategien überhaupt. Er hat sich vor vielen Jahren von seiner ersten Ehefrau getrennt. Um einen glücklichen Neuanfang in der neuen Partnerschaft zu finden, hat er den Kontakt zu den eigenen Kindern aus erster Ehe völlig abgebrochen. Auch hier stellt Herr M die Gegenwart gegen die biografischen Bezüge.

1.2 Arbeit und Struktur in der Todesdrohung

Eine sehr ähnliche Ausgangslage finden wir bei Wolfgang Herrndorf wieder. Er, der Schriftsteller, hat uns Leser in seinem Buch «Arbeit und Struktur» (2013) an seinem Sterben teilhaben lassen. Während der Zeit seines Ringens mit Krankheit und Tod war eine ständig größer werdende Zahl von Personen unmittelbar einbezogen. Im Februar 2010 hat er die Diagnose eines Glioblastoms des Gehirns erhalten. Für seine Freunde hat er bereits ab März 2010 ein digitales Tagebuch geführt, das er dann im September 2010 als Blog der Öffentlichkeit bereitgestellt hat. Das Blog endet mit dem aus fremder Hand geschriebenen Satz: «Wolfgang Herrndorf hat sich am Montag, den 26. August 2013, gegen 23.15 Uhr am Ufer des Hohenzollernkanals erschossen.» Am 6.12.2013 ist das Blog als Buch erschienen unter dem Titel «Arbeit und Struktur». Das Tagebuch, das Blog und das Buch setzen sich mit allen Phasen des

Krankseins, der Behandlung und des eigenen Sterbens auseinander. Herrndorf hatte schon früher einige Texte veröffentlicht, die allerdings nicht besonders beachtet worden waren. Während der drei Jahre, die ihm nach der Diagnosestellung blieben, hat er die Bücher geschrieben, die ihn berühmt gemacht haben. «Tschick» (2010) hat ihm zu Lebzeiten zum Durchbruch und zu finanziellem Wohlstand verholfen; es folgten «Sand» (2011) und – posthum – das Fragment «Die Geschichte einer wahren Liebe» (2014).

Wollen wir bei Wolfgang Herrndorf von einem glücklichen, einem gelungenen und guten Leben sprechen? Dass ein Leben unter Todesdrohung glücklich sein kann, das ist – wie bereits betont – schwer vorstellbar, und der Bericht spricht auch nicht vom Glück. Aber offenbar kommt Herrndorf einem gelungenen Leben viel näher als Herr L – warum?

Der erste große Unterschied betrifft die soziale Einbindung in Beziehungen zu anderen. Herrndorf versucht – als Schriftsteller – ununterbrochen, das Unfassbare in Worten zu fassen und es erzählbar zu machen, und er lässt die Freunde, später alle Leser direkt daran teilhaben. Indem er so viel mitteilt, teilt er sein Leben mit uns.

Der zweite Unterschied betrifft die Auseinandersetzung mit dem Krankheitsschicksal, die Selbstverständigung, die Suche nach sich selbst. Der Leser spürt das, was der Autor wohl auch selbst beim Schreiben gespürt hat: Durch die Tatsache, dass die sehr belastende Erfahrung durch den Filter seiner Sprache hindurchgeht, wird der Schock der traumatischen Erfahrung, von der Diagnosestellung bis hin zum Sterben, aufgehalten, eingedämmt – nicht vernichtet, aber doch verdaulich, fassbar gemacht. Diese Suche ist doch in gewisser Weise erfolgreich: Herrndorf wird erst in den drei Jahren der Krankheit zum Schriftsteller, der bekannt geworden ist, anders gesagt: Er findet oder erfindet sich in dieser Zeit.

Der dritte Unterschied liegt in der Insistenz auf der persönlichen Autonomie. Das wichtigste Bild, das den Kranken leitet, wird schon im Titel ausgesprochen: «Arbeit und Struktur». Das ist der Weg, den Herrndorf wählt und den er bis zum letzten Moment gehen wird. Sein Vorbild ist ein Richter, ein Leidensgefährte, der ebenfalls an einem Glioblastom erkrankt ist und 16 Jahre überlebt. «Er fing sofort wieder an zu arbeiten. Informierte alle Leute, dass ihm jetzt die Haare ausgingen, sich sonst aber nichts ändere und alles weiterlaufe wie bisher, keine Rücksicht, bitte. Er ist Richter. Und wenn mein Entschluss, was ich machen wollte, nicht schon vorher festgestanden hätte, dann hätte er nach diesem Telefonat festgestanden: Arbeit. Arbeit und Struktur»[222]. Herrndorfs Kampf um Arbeit und Struktur zielt darauf ab, die eigene Autonomie so lange wie irgend möglich zu bewahren. Während das schicksalhafte Fehlgehen der «biologischen Lotterie» das Subjekt entmächtigt, schafft das Grundprinzip «Arbeit und Struktur» eine – freilich nicht dauerhafte, sondern täglich neu zu erkämpfende – Selbstverfügbarkeit, weil so das Alltagsleben nicht von der Krankheit beherrscht wird. Der Gedanke, sich das Leben nehmen zu können, die «Exitstrategie», bewahrt die Autonomie bis zum Augenblick des Todes. «Aber die Gewissheit, es selbst in der Hand zu haben, war von Anfang an notwendiger Bestandteil meiner Psychohygiene»[223]. Am Schluss nutzt Herrndorf die lang vorhergeplante Exitstrategie auch tatsächlich und erschießt sich. Bis zum Ende wird zuvor aber die Arbeitshaltung bewahrt.

Ein gutes Leben? Das Buch ist deshalb so ergreifend, weil es zeigt, wie ein Leben, das furchtbar unglücklich verläuft, trotzdem gelingen kann und gut wird – freilich nicht in einem moralischen Sinn: Herrndorf behandelt die anderen Menschen durchaus nicht rücksichtsvoll, im Gegenteil. Dieses Leben ist sicher nicht nach moralischen Kriterien als ein gutes Leben zu bezeichnen. Und dennoch ist es irgendwie gelungen.

1.3 Selbstverwirklichung im Widerspruch

Das dritte Beispiel kennen wohl alle: 1942 wurde der Film «Casablanca» gedreht, den die Deutschen erst viele Jahre später, nämlich 1975, in der Originalversion sehen durften, weil die im Film deutlichen Angriffe gegen die Nazis über viele Nachkriegsjahre hinweg eliminiert wurden. Es gibt drei Helden in diesem Film. Victor Laszlo führt ein gelungenes, weil durchaus sinnvolles Leben, das ganz und gar einem politischen Projekt, dem Widerstand gegen die Nazi-Diktatur, gewidmet ist. Ilsa Lund hat Rick Blaine früher geliebt, sie ist in der Filmgegenwart mit Victor verheiratet und unterstützt ihn. Sie erlebt durch die Wiederbegegnung einen enormen Zwiespalt durch die neu aufflammende Liebe zu Rick. Sie ist zu einem autonomen oder selbstständigen Handeln nicht in der Lage, sie bittet Rick, für beide zu entscheiden. Rick ist ein Ganove, der kein moralisch gutes Leben führt. Er intrigiert, betrügt und manipuliert alle Personen des Films. Aber zugleich ist er derjenige, der als Einziger eine Entwicklung durchmacht, der sich offenbar hinterfragt, der sich überlegt, was gut für ihn, aber auch für andere ist. Anders als bei Herrndorf wird der Zuschauer nicht Teil des Reflexionsprozesses, er kann ihn daher nur an Ricks Taten ablesen. Am Ende wird er den politischen Kampf vor das private Glück gestellt haben, am Ende wird er die Kränkungen, die er von Ilsa hat einstecken musste, überwunden haben und das Wohl von Ilsa über sein eignes stellen. «Here's looking at you» hat darin seine tiefere Berechtigung. Aber er wird auch an seinem, ihm gemäßen Leben weiter teilnehmen. Rick weiß nicht, wie ein Leben gelingen kann, aber er verwirklicht es handelnd und selbstbestimmt. Er findet im Kampf mit Widerspruch und Zwiespalt zu sich und zu seinen Werten. Auch wenn der Film aus feministischer Sicht ausgesprochen problematisch erscheint (Ilsa als Frau ist am wenigstens autonom), so zeigt er uns doch in der Gestalt des Hauptthelden, dass ein gelungenes Leben eine Aufgabe ist, die nur in einem Prozess, einem Widerstreit zu bewältigen ist, kein Zustand.

2 Schlussfolgerungen

Die Frage nach dem guten Leben ist keine neue Fragestellung. Sie hat bereits in der Antike die Philosophen umgetrieben. Vor allem Aristoteles stellt das gute Leben als «eudaimonia» ins Zentrum seiner Lehre.[224] Das intrinsische Ziel des Lebens ist das gute Leben; beim Leben geht es darum, gut geführt zu werden. Als oberstes Gut und Endziel kann prinzipiell nur das gelten, was stets ausschließlich um seiner selbst willen und nie zu einem anderen, übergeordneten Zweck begehrt wird. Und das trifft nach Aristoteles allein für das gute Leben zu. Dabei ist die «eudaimonia» keine Haltung oder kein Zustand, sondern eine aktive Arbeit, die vom Philosophen am besten bewältigt werden kann. Aber auch er ist von den äußeren Umständen nicht befreit. Das gute Leben kann nicht von den äußeren Umständen abstrahiert werden. Halten wir an dieser Stelle nur fest: Ein gutes Leben zu führen, ist zum einen eine aktive, dynamische Leistung. Wir hatten vor allem bei Herrndorf oder bei Rick gesehen, wie konfliktbeladen und schwierig der Prozess, die aktive Gestaltung des Lebens, das sich dann im Rückblick als gelingendes erweist, sein kann. Sie ist zum anderen wesentlich von der Person abhängig, aber gleichwohl nicht von den äußeren Umständen abzulösen. So waren wir auf die Differenzierung des guten und des glücklichen Lebens gestoßen. Ich komme auf den äußeren Rahmen eines guten Lebens abschließend zurück.

Spätestens Immanuel Kant hat den antiken Philosophen heftig widersprochen und das gute Leben mit dem moralisch guten Leben gleichgesetzt. Ein gutes Leben ist eines, das den moralischen Imperativen gerecht wird. Für Kant wäre also nur Victor Laszlo ein Repräsentant des guten Lebens gewesen, nicht Rick.

Die Philosophie der letzten zwei Jahrzehnte hat sich wieder verstärkt der Frage zugewandt, was ein gutes Leben denn sein könnte. Was uns bei Herrndorf faszinieren kann, das Festhalten an der persönlichen Autonomie, begegnet als Kriterium des gelungenen Lebens in der zeitgenössischen Philosophie an vielen Orten.[225] Selbstbestimmung wird immer als die – vielleicht nicht hinreichende, so doch notwendige – Voraussetzung für ein gelungenes Leben angesehen. Der als Romanautor Pascal Mercier unter Umständen besser bekannte Philosoph Peter Bieri hat das, was wir als gutes Leben beschrieben, als menschliche Würde bezeichnet. Er betont, dass zur Würde der menschlichen Existenz die Selbstständigkeit gehört, also «die Fähigkeit, selbst darüber zu bestimmen, was für uns als wichtig und lebensbestimmend gelten soll»[226]. Wenn ich nicht über mein Leben verfügen kann oder will, wie Ilsa, wenn ich fremdbestimmt werde durch andere oder das Gefühl habe, nicht über meine eigenen Intentionen, Wünsche, Triebe verfügen zu können, dann habe ich nicht das Gefühl der Stimmigkeit im eigenen Leben. Autonom oder selbstbestimmt lebt eine Person aber nicht dann, wenn sie sich selbst gegenüber völlig transparent ist in dem, was sie will. Aus psychoanalytischer Sicht gäbe es dann kaum je eine Autonomie und daher auch kaum je ein gelingendes Leben. Nein, autonom oder selbstbestimmt ist eine Person auch schon dann und gerade dann, wenn sie sich die Frage stellen kann, wie sie leben will.[227] «Das bedeutet, dass man darüber reflektieren kann, wie man lebt und wie man leben – handeln – möchte, und dass man dann aus eigenen Gründen auch so handelt.»[228] Diesen Freiraum, die Frage nach dem eigenen guten Leben zu stellen, kann sich Herr M nicht mehr lassen, und wir haben gesehen, dass dies einerseits an seiner Copingstrategie gegenüber dem Malignom liegt, zum anderen aber an der das eigene Leben bestimmenden Haltung, sich ein Zurückschauen nicht zuzugestehen.

Wenn die Autonomie so wichtig ist und an der Möglichkeit, sich zu fragen, wie das eigene Leben aussehen soll, und an der Möglichkeit, dementsprechend zu handeln, festzumachen ist, so ist das gute Leben nicht inhaltlich, sondern prozedural bestimmt: Wesentlich ist die Möglichkeit, mich zu meinen Wünschen, meinen Plänen und Absichten zu verhalten. Selbstverständigung ist die eine zentrale Voraussetzung für ein gelingendes Leben, und die zweite ist die Lebensführung, also die Möglichkeit, mein Leben entsprechend einzurichten oder einrichten zu wollen, das Leben gemäß den eigenen Vorstellungen zu führen.

Selbstverständigung ist nun alles andere als ein einfaches Merkmal, sondern in sich selbst komplex: Die Fähigkeit zur Selbstwahrnehmung gehört dazu, der Wunsch, sich selbst besser zu verstehen, die Bewegung der Suche nach sich selbst, die positive Besetzung dieser Suche. Um sich besser zu verstehen, muss es möglich sein, auf die eigene Geschichte zurückzugreifen, um mir ein Bild von dem zu machen, wie ich zu was geworden bin.[229] Sich verstehen kann man nur im Kontext der gemachten Erfahrungen. Niemand weiß das so gut wie die Menschen, die Psychotherapie anbieten. Das genau unterschied Herrn M am meisten von Wolfgang Herrndorf.

Rick wäre nicht – Humphrey Bogart hin oder her – die faszinierende Hauptperson aus «Casablanca», wenn er nicht für alle drei Hautpersonen entschieden und zuletzt nicht für sich das rettende Visum, sondern für Victor ausgestellt hätte. Nicht allein die Selbstverständigung, sondern auch deren Umsetzung in der Lebensführung ist entscheidend. Das gerade macht die Spannung des Filmes aus, dass wir am Nachdenken bei Rick kaum je teilnehmen können, aber wir sehen seine Entscheidungen, die Wahl, die er trifft. Er hat nur ein bedingtes Set von Möglichkeiten zur Auswahl; die grausamen äußeren Umstände, der Naziterror in Casablanca, lassen sich von ihm nicht aufheben. Aber er trifft schließlich eine Entscheidung. Sie passt zu seinen – lange verborgenen – politischen Überzeugungen. Oder müssen wir nicht stärker und zugespitzter sagen: Durch die Entscheidung zwischen den verschiedenen Möglichkeiten, die er hat, findet er seine Persönlichkeit, sein Gelingen wieder? Autonomie und damit das gelingende Leben sind gebunden an die Möglichkeit zu handeln, und zwar so, dass die Lebenspraxis und die Lebensüberzeugungen zusammenpassen oder aber in komplexer Weise zusammenfinden.

Vielleicht mag es verwundern, dass bislang keine inhaltlichen Kriterien für ein gutes oder gelingendes Leben geltend gemacht worden sind. Das «sogenannte Gute» findet sich eben – und an dieser Stelle ist es erneut sehr berechtigt, das «sogenannt» zu betonen – in der Ratgeberliteratur, die sich dadurch auszeichnet, dass sie schon immer weiß, was getan und gelassen werden sollte. Damit wird sie leicht zur Bevormundungsliteratur. Selbstbestimmung bleibt in der Regel nur dann «Selbst»bestimmung, wenn das Selbst in die Lage versetzt wird, selbstbestimmt zu handeln, nicht aber, wenn die Bestimmungen vorgegeben werden, und seien sie noch so sehr als Angebote und Vorschläge gedacht.

Kleiner kasuistischer Exkurs

Im zweiten Teil, anlässlich des Kapitels über Resonanz und Dissonanz, war Frau G kurz erwähnt worden. Sie hatte äußerlich gesehen ein bürgerlich erfolgreiches Leben an der Seite eines vermögenden Mannes geführt, ohne sich allerdings selbst verwirklichen zu können. Aus dieser Ehe war sie durch einen sogenannten Seitensprung ausgeschert, und wir haben diesen Schritt nicht als Fehltritt, sondern als ihren lebenslang ersten Autonomie-Schritt verstanden. Nun weiß sie, nachdem sie sich von ihrem Mann getrennt hat, nichts Rechtes mit sich anzufangen. Jede meiner Interventionen wird von ihr daraufhin abgehört, ob sie einen Ratschlag enthalten könnte. Es ist eine große Versuchung für mich, auf diese Suche nach einer führenden Hand einzugehen und ihr Vorschläge zur Lebensführung zu machen. Dann aber würde ich das Ziel der Therapie ad absurdum führen, das darin besteht, nach dem ersten Schritt in die Selbstbestimmtheit weitere zu fördern und zu stärken.

Nun könnte der Einwand kommen, dass es durchaus ernst zu nehmende inhaltliche Bestimmungen des guten Lebens gibt. Die für praktische Philosophie und Ethik bedeutsame zeitgenössische Philosophin Martha Nussbaum hat sehr überzeugend inhaltlich beschrieben, was es zum guten Leben braucht.[230] Aber bei genauem Hinschauen stellt ihr politisch so wichtiger «capability approach», in dem sie in einer berühmt gewordenen Liste aufzählt, welche bestimmten menschlichen Fähigkeiten realisiert werden müssen, um ein Leben zu einem guten zu machen, keinen Widerspruch dar. Denn die inhaltlichen Bestimmungen beziehen sich ja nicht auf Inhalte der Lebensformen und Werte, sondern auf die Fähigkeiten, die zu entwickeln ein Mensch ein Recht haben muss, u. a. ein Leben normaler Länge, körperliche Gesundheit, körperliche Integrität, Imagination, Emotionen, ja und – was mir besonders gefällt – die Fähigkeit zu spielen.

Gleichzeitig aber wäre unsere Beschreibung dessen, was ein gutes oder gelungenes Leben ausmacht, ganz unvollständig, wenn – wie so oft in der Tradition der Philosophie – nur der Einzelne, das Individuum, und nicht der Andere, das Gegenüber oder Du, mitberücksichtigt würde. Ich kann kein gelungenes Leben allein führen. Aus psychoanalytischer Perspektive wissen wir, dass das Selbst sich aus der vorgängigen Verbindung mit dem Anderen allererst bildet und dass es angewiesen bleibt auf den Anderen, ein Leben lang. Es gibt nur ein gelungenes oder gutes Leben, das den Anderen berücksichtigt und mit ihm rechnet. Das muss nicht Einverständnis und Harmonie bedeuten, aber doch immer Bezogenheit. In einem schwachen, weil selbstverständlichen Sinn ist der Andere präsent als Umwelt, als Kontext, als sozialer Rahmen, als Vertreter von Wertegemeinschaften, die geteilt werden. Alle unsere Projekte und Vorhaben sind in eine soziale Umgebung eingelassen, von der sie leben und auf die sie Einfluss nehmen. In einem starken Sinne aber kann sich Leben nur im Miteinander-Leben, in gemeinsamen Lebensprojekten verwirklichen. Der Religionsphilosoph Ingolf Dalferth hat eine eindringliche und sehr bestimmte Formulierung gefunden, die auch für die intersubjektive Perspektive der Psychoanalyse passt. «Zum Selbst wird nur, wer anerkennt, dass er ist, wozu er sich nicht selbst machen kann: ein Du unter anderen Du»[231]. Insofern ist die Form, in der Wolfgang Herrndorf seinen Text veröffentlicht, nicht nebensächlich, sondern zielt auf den Kernpunkt. Denn im Blog wird, anders als nachträglich im Buch, der Andere unmittelbar einbezogen, in die momentane Verzweiflung, die vorüberziehende Fantasie. Der Andere oder besser die Anderen sind immer in dem Selbstreflexions- und Auseinandersetzungsprozess mitgedacht. Durch die Leser und Leserinnen, die den Weg mitgehen, wird der Leidende zum Autor, nicht nur seines Buchs, sondern auch seiner Existenz, die er als Leben in «Arbeit und Struktur» beschreibt. (Das ist der – allerdings nicht nur bei ihm, sondern so häufig andernorts ebenfalls anzutreffende – Fehler bei Herrn M, dass er meint, er könne seine Probleme lösen, wenn er den Kontakt mit den Menschen ausklammert, die an ihnen Anteil haben.) Indem Herrndorf als Autor schreibt, entsteht nicht nur ein Dialog, der im Gespräch umgesetzt wird, sondern ein Drittes, ein Text, der sich ablöst aus der Ich-Du-Beziehung, der wiederum den eigentümlichen Regelwerken folgt, denen geschriebene Texte unterworfen sind. Gelingende Lebensführung setzt nicht nur voraus, dass ich mich mit dem Anderen als Du befasse, sondern dass ich das, was uns beide umgreift oder was uns beiden entgeht, was nicht in unserer Hand ist, sehe und anerkenne. Triangulierung ist nicht ohne Grund das zentrale Konstrukt der Psychoanalyse: Die Anerkennung der nicht auf mich reduzierbaren Anerkennung des Anderen findet sich als Grundfigur im Ödipuskomplex, in der lacanschen Konzeption der symbolischen Ordnung, in der Darstellung der Lebenstatsachen bei Money-Kyrle und bei vielen anderen.

Ich fasse die Schlussfolgerungen noch einmal in Stichworten zusammen: Zu einem gelingenden Leben gehören Selbstbestimmung (Autonomie), Selbstverständigung unter Einbezug der lebensgeschichtlichen Bildung, die Lebensführung als aktiv gestaltendes Handeln in Projekten, die Fähigkeit, mit dem Anderen zu leben und ihn oder sie zugleich in seiner Andersheit zu akzeptieren.

3 Krankheit und gelungenes Leben

Das Verhältnis von Krankheit und gelingendem Leben soll wieder anhand eines illustren Beispiels dargestellt werden. Friedrich Nietzsche hatte schon früh unter einschränkenden Krankheitsbeschwerden zu leiden: Spätestens seit dem neunten Lebensjahr unter Migräne, außerdem war er seit früher Kindheit stark kurzsichtig, dem Fünfjährigen wird eine Myopie des rechten Auges von 6 Dpt attestiert; ab dem 30. Lebensjahr war er auf dem rechten Auge fast völlig erblindet. 1868 wurde er

Professor in Basel, ab 1873 wurde er immer häufiger von migräneartigen Kopfschmerz-Anfällen geplagt, die ihn zu einer Unterbrechung seiner Lehrtätigkeit nötigten. Hinzu kamen ein chronisch überreizter Magen und ein schweres Augenleiden. Später reflektiert Nietzsche in seiner Schrift «Ecce Homo», die erst 1908, acht Jahre nach seinem Tod, veröffentlicht wird, den Zusammenhang von Krankheit und persönlicher Entwicklung:

> Die Krankheit löste mich langsam heraus: sie ersparte mir jeden Bruch, jeden gewalttätigen und anstößigen Schritt. Ich habe kein Wohlwollen damals eingebüßt und viel noch hinzugewonnen. Die Krankheit gab mir insgleichen ein Recht zu einer vollkommnen Umkehr aller meiner Gewohnheiten; sie erlaubte, sie *gebot* mir Vergessen; sie beschenkte mich mit der *Nötigung* zum Stillliegen, zum Müßiggang, zum Warten und Geduldigsein ... Aber das heißt ja denken! ... Meine Augen allein machten ein Ende mit aller Bücherwürmerei, auf deutsch: Philologie: ich war vom ‹Buch› erlöst, ich las jahrelang Nichts mehr – die *größte* Wohltat, die ich mir je erwiesen habe! – Jenes unterste Selbst, gleichsam verschüttet, gleichsam still geworden unter einem beständigen Hören-Müssen auf andre Selbste (– und das heisst ja lesen!) erwachte langsam, schüchtern, zweifelhaft, – aber endlich redete es wieder.[232]

Hat Nietzsche recht? Spricht sich in der Krankheit wirklich etwas aus? Fördert Krankheit das gute Leben? Zunächst natürlich nicht; wir haben gesehen, dass Krankheit und Glücklichsein nur schwer zusammengehen. Nietzsche aber behauptet genau das. Er sagt nicht, dass Krankheit in der Lage sei, selbst zu sprechen, inhaltlich bestimmte Aussagen zu machen. Aber er betont, dass sie etwas bewirken kann; ich stelle die Worte, die er gebraucht, bloß zusammen: Umkehr, Vergessen, Nötigung zum Stillliegen, Zwang zum Verzicht. Krankheit erscheint somit als eine stumme Form des Neinsagens. Dieses Nein aber ist notwendig, damit etwas Neues entstehen kann, dessen Ursprungsort Nietzsche als das «unterste Selbst» kennzeichnet. Krankheit schafft die (negative) Freiheit, die Freiheit von Gewohnheiten und Verpflichtungen, vom Lesen und den Büchern, also den Gedanken der Anderen – und in ihrer Negativität schafft sie die Voraussetzungen für Neues.

Kasuistische Vignette

In der einen oder anderen Form werden viele Therapeutinnen und Therapeuten die Geschichte von Herrn N kennen. Er ist Arzt, er erfüllt seine beruflichen Aufgaben leidenschaftlich und gründlich. Er engagiert sich in ehrenamtlichen Tätigkeiten an den meisten Wochenenden. Er hat für alle Anliegen ein offenes Ohr. Nur auf sich selbst hören fällt ihm schwer. Daher verwundert, erschreckt und ängstigt es ihn, als er aufgrund eines scheinbar banalen Anlasses (er wollte ein Ehrenamt abgeben, es fand sich niemand, sodass er schließlich zustimmte, es weiter zu versehen) schwer depressiv wird und Suizidgedanken hegt. Hilfreich sind ihm schon wenige Gespräche, in denen er das «Nein», das er in der Depression verborgen formuliert, vernehmen kann, nach denen er für sich sehen kann, dass das Verhältnis zwischen Selbstbezug und Altruismus völlig aus der Balance geraten ist.

Wenn wir Krankheit als Krise ansehen, so kann diese Krise zumindest potenziell zum Gelingen des eigenen Lebens beitragen.

4 Psychotherapie und die Erwartung eines guten Lebens

Um den Beitrag der Psychotherapie, dem ich mich nun zuwende, zu ermessen, zitiere ich die Stichworte noch einmal, die das gelingende Leben charakterisieren sollten: Selbstbestimmung (Autonomie), Selbstverständigung unter Einbezug der lebensgeschichtlichen Bildungsprozesse, Lebensführung als aktiv gestaltendes Handeln in Projekten, die Fähigkeit, mit dem Anderen zu leben und ihn oder sie zugleich in seiner Andersheit zu akzeptieren.

Diese Bestimmungsstücke werden wir rasch als die Ziele der Psychotherapie übernehmen, unter der Voraussetzung, dass wir Psychotherapie nicht allein als Symptomkur, nicht allein als Beseitigung von Leiden, sondern als Selbst- und Beziehungserfahrung im weitesten Sinn verstehen. Dann ließe sich – anknüpfend an die Einleitung – sagen, dass wir als Psychotherapeuten dem Patienten nicht etwas Gutes tun müssen, aber doch dass Psychotherapie die Aufgabe hat, zum guten, zum gelingenden Leben beizutragen. Das aber kann sie letztendlich nur,

- indem sie ein Beziehungsangebot macht, das Vertrauen schafft und eine gemeinsame Entwicklung im therapeutischen Prozess ermöglicht,
- indem sie die Selbstverständigung unterstützt, ohne Vorgaben zu machen, wie die Person zu sein hat,
- indem sie es unterstützt, die lebensgeschichtlichen Bedingungen und Behinderungen ins Selbstverständnis einzuholen,
- indem sie die Voraussetzungen für eine aktive Lebensgestaltung immer neu herzustellen sucht.

Jede Psychotherapie ist zukunftsorientiert, aber sie nimmt Zukunft nicht vorweg, versucht nicht, Zukunft zu bestimmen. Peter Bieri alias Pascal Mercier hat sehr zu Recht darauf hingewiesen, dass die Selbstständigkeit in der Unabhängigkeit von Bevormundung und Manipulation nicht nur eine äußere, sondern auch eine Innenseite hat. Innere Selbstständigkeit ist mit der Erfahrung einer offenen Zukunft verknüpft[233], mit der Erfahrung, dass uns das vergangene Geschehen, die Erfahrungen der Vergangenheit nicht auf eine einzige Zukunft festlegen. Ich beschreibe diese innere Selbstständigkeit mit etwas anderen Worten, aber sachlich übereinstimmend als die Differenz von offener und gebundener Erwartung. Die gebundene Erwartung wird durch Fixierungen an Objektbeziehungen bestimmt. Die gebundene Erwartung rechnet implizit oder unbewusst mit der Wiederholung des bereits Erlebten oder Imaginierten. Sie bindet die Zukunft an die Vergangenheit, sodass es nicht möglich ist, das eigene Leben selbstbestimmt – und das heißt immer auch: potenziell neu – zu formen. Die offene Erwartung hingegen rechnet mit dem Neuen, sie ist mit Gefühlen wie Hoffnung, Vorfreude und Vertrauen verbunden. Im Vertrauen richten wir uns auf Zukunft hin aus. Nicht umsonst reden wir vom Vertrauensvorschuss. Vertrauen ist gleichsam eine Wette auf die Zukunft. Aber Zukunft wird im Vertrauen nicht als berechenbare, antizipierend inhaltlich bestimmbare vorgestellt, sondern als ein Horizont an Möglichkeiten, die «schon irgendwie gut kommen». Offene Erwartung kann es sich durch das Vertrauen leisten, offen zu sein für neue Erfahrungen.

Um die gebundenen Erwartungen fassen zu können, hat die Psychoanalyse die Übertragung ins Zentrum gestellt. Der Übertragungsbegriff beschreibt, dass vergangene Erfahrungen in der Gegenwart der analytischen Beziehungen wiederholt werden. Das Veränderungspotenzial der psychoanalytischen Kur wird mittlerweile einhellig über alle psychoanalytischen

Schulen hinweg nicht in erster Linie in der Wiedererinnerung früher Ereignisse, sondern in der unmittelbaren Bearbeitung der Übertragung gesehen, und das bedeutet nichts anderes, als dass an den gebundenen Erwartungen, die sich in der Beziehungsgegenwart aktualisieren, gearbeitet wird.

In der Form des analytischen Sprechens selbst sind offene Erwartung, Zukunftsorientierung und Hoffnung auf Veränderung verankert, weil es aufgrund des Prinzips der freien Assoziation und der freischwebenden Aufmerksamkeit nicht dorthin wieder zurückkehrt, von wo es seinen Ausgangspunkt genommen hat. Der darin sich entfaltenden Erwartung geht es nicht allein um einen spezifischen Inhalt, der herauszufinden wäre, sondern um die offene Erwartung als Möglichkeit, als wieder zu schaffenden Horizont oder als «Möglichkeitsraum». Die offene Erwartung, die im therapeutischen Sprechen selbst, in der Struktur des therapeutischen Sprechens, wurzelt, ist anders zu bewerten als die treffende Deutung, so wichtig diese auch sein mag.

Die Erwartungshorizonte einer offenen und einer geschlossenen Erwartung verflechten und entflechten sich immer neu. Der vom Analytiker aufgespannte Horizont der offenen Erwartung bleibt nicht offen, er verkürzt und schließt sich wieder. Der Erwartungshorizont ist dynamisch und pulsiert, er erweitert und verengt sich. Der Analytiker wird nicht immer und dauerhaft in der Lage sein, einen Empfangsraum aufzubauen, in den hinein der Patient seine Fantasien entwerfen, den Erwartungsraum öffnen und das Neue entstehen lassen kann. Das analytische Sprechen ist nicht nur ein je eigener, ein geteilter Monolog, sondern ein Zueinander-Sprechen, ein Gespräch. In der Gesprächssituation wird der Horizont einer offenen Erwartung immer neu aufgebaut, er geht aber auch immer zwischen den beiden unter und geht verloren, verengt sich wieder zu einem Raum der geschlossenen Erwartung. Das mag sich so äußern, dass Analytiker und Patient beide in ihren Fantasien und Gedanken eingeschränkt sind, dass der eine nicht reden, der andere nicht zuhören kann. Natürlich kann es auch umgekehrt sein, sodass noch vor aller Deutungstätigkeit die Art und Weise, wie sich die beiden an der Therapie Beteiligten einander begegnen, einen geöffneten oder weiteren Erwartungshorizont generieren.

5 Das gute Leben und die Verhältnisse

Mehrfach wurde bereits darauf hingewiesen, dass ein gutes Leben nur dann auch ein glückliches sein wird, wenn der äußere Rahmen ausreichend stabil und fördernd ist. Ich hatte angekündigt, dass ich abschließend auf die objektiven Lebensumstände, die die Rahmenbedingungen eines guten Lebens abgeben können, zurückkommen werde. Das Versprechen soll nun eingelöst werden.

Es bliebe schmerzlich unvollständig, wenn wir über die Bedingungen des guten oder gelungenen Lebens sprechen und die sozialen, politischen und gesellschaftlichen Rahmenbedingungen außer Acht lassen. Wir hatten gesehen, dass Rick die ständig präsenten bedrückenden und bedrängenden Verhältnisse im besetzten Casablanca des Zweiten Weltkriegs nicht ändern kann, aber mit ihnen in irgendeiner Weise umgehen muss; wir hatten auch gesehen, dass Herrndorf die medialen Rahmenbedingungen für sich beansprucht und nutzt. Ein eigenes Leben zu führen, setzt sich notwendig ins Verhältnis zu dem Umfeld, in dem es sich abspielt. So müssen wir, ob uns die Rahmenbedingungen unseres eigenen Lebens ebenso deutlich vor Augen stehen oder nicht, mit ihnen umgehen.

In dem Aphorismen-Bändchen «Minima Moralia» hat Th. W. Adorno den oft zitierten und diskutierten Satz geschrieben:

«Es gibt kein wahres Leben im falschen»[234]. Er bleibt bedenkenswert, denn er erzwingt das Nachdenken über eine entscheidende Frage: Kann ein Leben gelingen, das mit schwierigen, moralisch schlechten Rahmenbedingungen konfrontiert ist? Unsere Beispielpersonen Herrndorf und Rick haben zeigen können, dass es möglich ist, dass das Leben dennoch gelingen kann. Das aber setzt voraus, dass es möglich ist, die Umstände so zu reflektieren, wie Herrndorf sich immer neu der Tumorentwicklung stellt und sich mit ihr auseinandersetzt, sodass er Wege findet, seine Selbstbestimmtheit so weit zu bewahren, wie es der grenzsetzende Rahmen der fortschreitenden Krankheit irgend erlaubt.

Wir sind, so meine ich, in der Gegenwart mit einem ungewöhnlich rasanten Umbau, ja Verlust einer Vielzahl von Rahmenbedingungen konfrontiert. Ich nenne nur einige wenige:

- Man mag mit Recht bezweifeln, ob das Wort Solastalgie gut gewählt ist, aber der Sachverhalt verdient es, begrifflich gefasst zu werden: die physischen und psychischen Folgen der Umweltzerstörung. Wenn die Suizidrate der Inuit sich um ein Vielfaches erhöht hat, seit das Polareis schmilzt, meinen wir diesen Zusammenhang rasch zu verstehen, gehen wir doch von einer starken Umweltkohärenz der Inuit aus, denen der Verlust der natürlichen Basis ihres Alltagslebens, des Eises, die Lebensgrundlage raubt. Der Hitzesommer 2018 lässt allerdings auch uns klimatisch so begünstigte Mitteleuropäer unabweislich spüren, was wir alle wissen, dass der Klimawandel nicht droht, sondern sich vollzieht. Erstaunlich ist nur, dass wir diese Erfahrung immer neu sogleich wieder verdrängen und das Kindswohl, das wir ansonsten hochhalten, in Bezug auf die ökologische Zukunft nachfolgender Generationen schlicht mit Füßen treten.

- Geradezu atemberaubend ist es, wie innerhalb weniger Jahre Grundwerte der politischen Praxis von Demokratien relativiert, übergangen, bekämpft werden. Demokratie lebt von der Kommunikation, und Kommunikation im Sinne der Aufklärung bedeutet, Ansprüche zu erheben auf Wahrheit von Aussagen und Dokumenten, sie im Diskurs zu begründen und auf diese Weise andere zu überzeugen oder zu einem Konsens zu kommen. Die sog. postfaktische Politik, also die Nobilitierung der Lüge als selbstverständliches Mittel der Politik hebt diesen Grundwert auf.
- Die Digitalisierung erfasst immer mehr Lebensbereiche. Länder, die viel weiter fortgeschritten sind als die BRD in der Digitalisierung, etwa Estland, zeigen uns, welche Chancen mit ihr verbunden sind. Auf der anderen Seite steht die Aushöhlung des Datenschutzes. Es ist schon erstaunlich zu sehen, wie in den frühen 80er-Jahren die Ankündigung der Volkszählung in der BRD massivste Bürgerproteste auslöste, die 1983 zu einem wegweisenden Urteil des Bundesverfassungsgerichts zum «Recht auf informationelle Selbstbestimmung» führte, zu einem Meilenstein der Datenautonomie also, und wie wir heute, gleichviel ob Facebook-Skandale uns erschüttern, unsere Datenautonomie freiwillig im Internet abliefern, jeden Tag.

Das Risiko dieser Hinweise auf politische und gesellschaftliche Zerstörungsbereiche ist groß. Sie müssen als Hinweise oberflächlich sein. Sie hinterlassen möglicherweise den Eindruck einer übertriebenen Zukunftsangst oder eines Kulturpessimismus des Referenten. Dieser Eindruck wäre allerdings falsch; ich will weder Furcht noch Verfallsstimmungen verbreiten, ich habe ein anderes Anliegen: Auch als Psychotherapeuten und

Psychotherapeutinnen, die sich gemeinsam mit unseren Patientinnen und Patienten auf die Suche nach den Voraussetzungen für ein gelingendes Leben machen, müssen wir die äußeren Lebensumstände reflektieren, um im Blick zu behalten, welche Spielräume an Autonomie, die unverzichtbar für das gelungene Leben sind, auch in den veränderten sozialen Lebenswelten zur Verfügung stehen. Auch hier gilt wieder, dass wir in der Psychotherapie nicht politisch agieren oder gar agitieren. Aber wir sind aufgerufen, in den Therapien nicht allein die Blockaden gegen die von Bieri so genannte innere Selbstständigkeit, sondern auch die Blockaden gegen die äußere Selbstständigkeit zu berücksichtigen. Der politisch hellwache Schweizer Analytiker Paul Parin hat treffend von der Bearbeitung nicht nur der Abwehr-, sondern auch der Anpassungsmechanismen gesprochen.[235]

Es gibt ein wahres, es gibt ein gelungenes Leben im falschen – aber nur, wenn wir uns trauen, uns dem falschen Leben zu stellen und das zu tun, was uns zu tun möglich ist, also unsere Lebensführung auf das einstellen, was uns unsere Selbsterkundung gezeigt hat. Ich bin überzeugt, es ist viel mehr, in Bezug auf Datenschutz, Umweltschutz, Demokratieschutz und anderes, als jede und jeder von uns gegenwärtig tut. Nutzen wir also – aller Skepsis zum Trotz – die von Walter Benjamin so genannte «schwache messianische Kraft», die uns mitgegeben sei und «an welche die Vergangenheit Anspruch hat». Bleiben wir also, als Psychotherapeuten und als Bürger, optimistisch.

Anmerkungen

1 Taylor 2017.
2 Freud 1895, S. 426.
3 Lacan 1986 [1953], S. 120.
4 Laplanche 1988.
5 Aristoteles, Ethica Nicomachea 1098a 3.
6 Cassirer 1944, S. 51.
7 Taylor 2017.
8 A.a.O., S. 628.
9 Boehm 2015.
10 Vgl. weiter Warsitz & Küchenhoff 2015, S. 124–144.
11 Vgl. Angehrn 2010.
12 Lorenzer 2006.
13 Warsitz & Küchenhoff 2015.
14 Botella & Botella 2005.
15 Vgl. Wirth 2002.
16 Winnicott 1967, S. 371.
17 Merleau-Ponty 1986 [1964], S. 185 ff.; vgl. Küchenhoff 2012.
18 Ogden 1995.
19 Mentzos 1976.
20 Küchenhoff 1991.
21 Bion 1967, S. 107.
22 Bion 1959.
23 Fiumara 2007.
24 McDougall 1988, S. 107.
25 Green 1993.
26 Winnicotts 1983/1953.

27 Benedetti 1976.

28 Weiss & Frank 2002.

29 Bion 1990.

30 Celan 2014, S. 125 f.

31 Benedetti 1983.

32 Kamper 1985.

33 Reik 1976.

34 Zum Begriff der «Zwischenleiblichkeit» vgl. Küchenhoff 2012.

35 Zum Unterschied von Gegenidentifikationen und Gegenübertragungen vgl. Benedetti 1983, S. 209 ff.

36 Mentzos 2007, S. 217 f.

37 Benedetti 1983, S. 190.

38 Küchenhoff et al. 2017.

39 Z. B. in Angehrn & Küchenhoff 2014.

40 Bion 1959.

41 Ricoeur 1999.

42 Celan 2014, S. 126 f.

43 Botella & Botella 2005.

44 Reik 1976.

45 Fischer & Riedesser 1999.

46 Auerhahn & Laub 1998.

47 Raguse 1994.

48 Muller 1995.

49 Bion 1990.

50 Segal 1957/1990.

51 Fonagy 2007.

52 Gubrich-Simitis 1984.

53 Vervin 2003.

54 Freud 1920.

55 Kumin 1996.

56 «Wie die Shoah ins Gedächtnis rufen, wenn niemand mehr spricht?», SRF 2 Kultur Freitag, 4. Mai 2018, 20:00 Uhr. https://www.srf.ch/sendungen/passage/wie-die-shoah-ins-gedaechtnis-rufen-wenn-niemand-mehr-spricht (abgerufen am 20.5.2018).

57 Auerhahn & Laub 1998, S. 362.

58 Lanius & Vermetten 2010.
59 Laub & Lee 2002.
60 Fonagy et al. 2014, 2015.
61 Freud 1923.
62 Aulagnier-Castoriadis 1975.
63 Kristeva 2007, S. 23.
64 Ausgabe 2012.
65 Dante 2012, S. 14.
66 A.a.O., S. 16.
67 Green 1980/1983.
68 Vgl. auch Auerhahn 2013.
69 Bollas 1987.
70 Ehlert & Lorke 1987.
71 Bion 1959.
72 Z. B. van der Kolk et al. 1996.
73 Scheidt & Lucius-Hoene 2018.
74 Laub & Auerhahn 1993.
75 Auerhahn & Laub 1998, S. 362.
76 Barnes 2014.
77 A.a.O., S. 115.
78 Ricoeur 1998.
79 Pfister-Ammende 1949, S. 219.
80 Frevert 2003.
81 Isaacs et al. 1963.
82 Zur Vertiefung: Frevert 2013.
83 Luhmann 2000.
84 Hartmann 2011.
85 Weigert 1960, S. 539.
86 Seemann-de Boor 1950, S. 933.
87 Erikson 1959/1966.
88 Hartmann 2011, S. 68 ff.
89 Kast 1989.
90 Fonagy & Luyten 2011, S. 922.
91 Dalferth 2013, S. 287.
92 A.a.O., S. 283.

93 Luhmann 2000, S. 9.
94 A.a.O., S. 80.
95 Ricoeur 2005.
96 Fachinelli 1981.
97 Hartmann 2011.
98 Vgl. Isaacs et al. 1963.
99 Hartmut Rosa 2016.
100 Küchenhoff 2016.
101 Vgl. Sucharov 1998, S. 278; nach: Staemmler 2009.
102 Merleau-Ponty 1969/1984, S. 157; Hervorhebung von mir, J. K.
103 A.a.O., S. 158.
104 A.a.O., S. 156 f.
105 A.a.O., S. 157.
106 Ebd.
107 Rasting 2008, S. 51.
108 Merleau-Ponty 1964/1986, S. 193.
109 A.a.O., S. 197.
110 A.a.O., S. 198.
111 Freud, 1914c, S. 161.
112 Freud 1912b, S. 371.
113 Hoffmann 1983.
114 Fischer 1989.
115 Heraklit, Fragmente, B 51 (Original altgriech.: «οὐ ξυνιᾶσιν ὅκως διαφερόμενον ἑωυτῶι συμφέρεται παλίντονος ἁρμονίη ὅκωσπερ τόξου καὶ λύρη.»).
116 Augustinus Liber XI, Caput XX.
117 Küchenhoff 2005.
118 Ricoeur 1998, S. 113.
119 Ebd.
120 Green 1983.
121 Lacan 1955/1997.
122 Küchenhoff 1998.
123 Küchenhoff & Warsitz 2017, S. 61 ff.
124 Green 2000, S. 147; eig. Ueb.
125 Freud 1927e.

126 Freud 1915.

127 Lacan 1996.

128 Beides bei Abella 2011.

129 Waldenfels 2000.

130 Ricoeur 1990, S. 22.

131 A.a.O., S. 368; eig. Ueb.

132 Bollas 1987.

133 Botella & Botella 2013, S. 118.

134 Green 2000, S. 179.

135 Faimberg 2005.

136 Bergmann et al. 1995, S. 51.

137 Vgl.weiter Bohleber 1998.

138 Abraham & Torok 1979.

139 Kestenberg 1989.

140 Abraham 1991.

141 Freud 1912/13, S. 191.

142 Buchholz 1998, S. 351.

143 Augustinus, «Bekenntnisse», Ausgabe 1959, S. 281.

144 Warsitz 2005, S. 60; Zitat Augustinus 1959, S. 313.

145 Küchenhoff 2013.

146 Sonnemann 1995.

147 Freud 1905e.

148 Steiner 1993.

149 A.a.O., S. 27 f.

150 Kristeva 1974/1978.

151 Küchenhoff 1991.

152 Werner 1996.

153 Nietzsche 1966b, S. 802.

154 Merleau-Ponty 1945/1966, S. 110.

155 Bion 1990, S. 84.

156 Bion 1965.

157 Botella & Botella 2013.

158 Freud 1900.

159 Pothast 1991.

160 Freud & Breuer 1895, S. 312.

161 Ricoeur 1998.

162 Berger-Zell 2013.

163 SZ 16.2.14 https://www.sueddeutsche.de/leben/erwachsene-und-kuscheltiere-stoff-fuer-traeume-1.1888995 (abgerufen am 15.9.2018).

164 Doerr 2005.

165 DW 11.1.18 https://www.dw.com/de/asylverfahren-dauern-fast-elf-monate/a-42104775 (abgerufen am 15.9.2018).

166 Wikipedia https://de.wikipedia.org/wiki/Erstaufnahmeeinrichtung_(Deutschland) (abgerufen am 15.9.2018).

167 SRF 4.8.16 https://www.srf.ch/news/schweiz/kuerzere-asylverfahren-reduzieren-arbeitslosigkeit (abgerufen am 15.9.2018).

168 Mahler 2008.

169 Freud 1917 g, S. 430.

170 von Lersner & Kizilhan 2017, S. 22.

171 Gustafsson 2001.

172 Balint 1968, S. 159.

173 Thomä 1984, 537.

174 Stern et al. 2002.

175 A.a.O., S. 990 f.

176 Hansen-Löve et al. 2014.

177 Arendt 1971/1998, S. 433.

178 Stern et al., S. 1002.

179 Arendt 1960, S. 167.

180 Bion 1990.

181 Schiller 1795.

182 Winnicott 1962, S. 64.

183 Ebd.

184 Hölderlin 1961, S. 295.

185 Jullien 2005; vgl. Angehrn & Küchenhoff 2014.

186 Joas 2002.

187 Merleau-Ponty 1984, S. 41.

188 Fingerhut et al. 2013.

189 Küchenhoff 2012.

190 Böhler et al. 2013.

191 Pepón Prades, zit. n. Böhler et al. 2013, S. 16.

192 Winnicott 1984, S. 193.
193 Vgl. Küchenhoff 2012.
194 Oevermann 2003, S. 143.
195 A.a.O.
196 Bollas 1987.
197 Ferro 2006; Warsitz & Küchenhoff 2015; vgl. Reiner 2012.
198 Bollas 2013.
199 Zwiebel 2013.
200 Watzlawick 1983.
201 Balint 1969/1934.
202 Stern et al. 2003, S. 990.
203 Loch 1969, S. 460.
204 Brecht 1988.
205 Freud 1914, S. 161.
206 Chasseguet-Smirgel 1986, S. 44f.
207 Spielrein 2002.
208 Nietzsche 1966c, S. 372.
209 Mitscherlich 1969.
210 Freud 1924e.
211 Ruff 2001.
212 Warsitz & Küchenhoff 2015.
213 Kristeva 2007.
214 Green 1990.
215 Winnicott 1984.
216 Vgl. Weiter Bion 1959.
217 Winnicott 1962.
218 Jullien 2012, S. 172.
219 Küchenhoff 2014.
220 Ruti 2011.
221 Busch W. (ohne Jahr), «Die Fromme Helene». Epilog. http://gutenberg.spiegel.de/buch/die-fromme-helene-4139/54 (abgerufen am 15.9.2018).
222 Herrndorf 2013, S. 114.
223 A.a.O., S. 50.

224 Wikipedia https://de.wikipedia.org/wiki/Eudaimonie (abgerufen am 15.9.2018).

225 Vgl. weiter Rössler 2017.

226 Bieri 2013, S. 311.

227 Rössler 2017, S. 44.

228 A.a.O., S. 97.

229 Angehrn 2017.

230 Nussbaum 2011.

231 Dalferth 2013, S. 15.

232 Nietzsche 1966a, S. 1121; Hervorhebungen im Original.

233 Bieri 2013, S. 153.

234 Adorno 1997, S. 43.

235 Parin 2000.

Nachweise

Kapitel 1: Bedrohung und Rettung seelischer Repräsentation
Unveröffentlicht. Überarbeitetes Manuskript «Und haben fast die Sprache in der Fremde verloren: Bedrohung und Rettung seelischer Repräsentation in psychoanalytischer Perspektive» der Anna- Freud-Vorlesung, Wien, 10.11.2017.

Kapitel 2: Die Eröffnung von Sprachräumen
Unveröffentlicht. Überarbeitetes Manuskript des Vortrags «Psychoanalytische Haltung in der Psychosenpsychotherapie» im Rahmen der 4. Arbeitstagung «Analytische Psychosenpsychotherapie» der Deutschen Psychoanalytischen Gesellschaft, Berlin 1.4.2017.

Kapitel 3: Sprache des Traumas, Trauma der Sprache
Unveröffentlicht. Überarbeitetes Manuskript des gleichnamigen Vortrags im Rahmen der Jahrestagung der Deutschen Psychoanalytischen Gesellschaft zum Thema «Wenn Zeit nicht alle Wunden heilt … Trauma und Transformation», Hamburg 1.4. 2018.

Kapitel 4: Vertrauen: eine Grundkategorie in Beziehungen
Veröffentlicht unter dem Titel «Vertrauen in Beziehungen» in Schweizer Archiv für Neurologie, Psychiatrie und Psychotherapie 2017;168(1):14–19.

Kapitel 5: Dissonanz, Konsonanz, Resonanz im Rahmen einer negativen Hermeneutik der Psychoanalyse
Unveröffentlicht. Manuskript auf der Grundlage des eigenen Teils eines mit Rolf-Peter Warsitz gemeinsam gehaltenen zweiteiligen Vortrags zum Thema «Dissonanz, Konsonanz, Resonanz in der psychoanalytischen Psychotherapie» im Rahmen der Tagung «Resonanz» der IPU Berlin, 21. 10. 2017.

Kapitel 6: Das unerledigte Vergangene
Erschienen unter dem Titel «Das Unabgegoltene: das eigene oder fremde, das reale oder virtuelle Vergangene» in: Angehrn, E., Küchenhoff, J. (Hrsg.), Das unerledigte Vergangene. Konstellationen der Erinnerung. S. 83–104. Velbrück Wissenschaft Weilerswist, 2015.

Kapitel 7: Im Übergang: Abschiednehmen und neu beginnen
Unveröffentlicht. Überarbeitetes Manuskript des Vortrags «Abschied und Neubeginn» am interdisziplinären Symposion «Übergänge» an der IPU Berlin, 3. 11. 2018.

Kapitel 8: Loslassen und Bewahren: Erfahrungen in Zwischenräumen
Erschienen unter dem gleichen Titel in: Psyche – Z Psychoanal 70, 2016, 154–179.

Kapitel 9: Die Frage nach dem guten Leben
Unveröffentlicht. Überarbeitetes Manuskript des Vortrags bei den Lübecker Psychotherapie-Tagen 2018 zum Leitthema «Das sogenannte Gute», 1. 10. 2018.

Literatur

Abella, A. (2011): La problématique de la construction. In: Manzano, J., Abella, A. (Hrsg.): La construction en psychanalyse. Récupérer le passé ou le inventer? S. 13–46.

Abraham, N. (1991): Aufzeichnungen über das Phantom. Psyche – Z Psychoanal 45: S. 691–698.

Abraham, N., Torok, M. (1979): Kryptonymie. Ullstein München.

Adorno, T. W. (1997): Minima Moralia. Gesammelte Schriften 4. Suhrkamp Frankfurt.

Angehrn, E. (2010): Sinn und Nicht-Sinn. Das Verstehen des Menschen. Mohr Siebeck Tübingen.

Angehrn, E. (2017): Sein Leben schreiben. Wege der Erinnerung. Klostermann Frankfurt.

Angehrn, E., Küchenhoff, J. (Hrsg.) (2014): Die Arbeit des Negativen. Velbrück Wissenschaft Weilerswist.

Arbeitskreis OPD (2014): OPD-2 – Operationalisierte Psychodynamische Diagnostik. Das Manual für Diagnostik und Therapieplanung. Hogrefe Göttingen.

Arendt, H. (1971/1998): Vom Leben des Geistes. Piper München.

Arendt, H. (1960): Vita activa. Kohlhammer Stuttgart.

Auerhahn, N. (2013): Evolution of Traumatic Narratives. The psychoanalytic study of the child 67: S. 215–232.

Auerhahn, N., Laub, D. (1998): The primal scene of atrocity. Psychoanalytic psychology 15: S. 360–377.

Augustinus (1959): Bekenntnisse – Schiel H. (Hrsg.). Herder Freiburg.

Aulagnier-Castoriadis, P. (1975): La violence de l'interpretation. Presses Universitaires Paris.

Balint, M. (1968): Therapeutische Aspekte der Regression. Klett Stuttgart.

Balint, M. (1969[1934]): Das Endziel der psychoanalytischen Behandlung. In: Die Urformen der Liebe und die Technik der Psychoanalyse. Fischer Frankfurt, S. 191–202.

Barnes, J. (2014): Levels of Life. Vintage London.

Benedetti, G. (1976): Der Geisteskranke als Mitmensch. Vandenhoeck & Ruprecht Göttingen.

Benedetti, G. (1983): Todeslandschaften der Seele. Psychopathologie, Psychodynamik und Psychotherapie der Schizophrenie. Vandenhoeck & Ruprecht Göttingen.

Benjamin, W. (1972[1928]): Einbahnstraße. In: Gesammelte Schriften IV.1. Suhrkamp Frankfurt, S. 83–148.

Berger-Zell, C. (2013): Abwesend und doch präsent: Wandlungen der Trauerkultur in Deutschland. Neukirchener Verlagsgesellschaft Düsseldorf.

Bergmann, M., Jucovy, M., Kestenberg, J. (Hrsg.) (1995): Kinder der Opfer-Kinder der Täter. Suhrkamp Frankfurt.

Bieri, P. (2013): Eine Art zu leben. Über die Vielfalt menschlicher Würde. Hanser München.

Bion, W. R. (1959): Attacks on linking. Int J Psychoanal 40: S. 308–315, dt. (1990): Angriffe auf Verbindungen. In: Bott Spillius, E. (Hrsg.): Melanie Klein heute. München Wien Verlag Internationale Psychoanalyse, S. 110–129.

Bion, W. R. (1965): Transformations. Change from Learning to Growth. Heinemann London, S. 52.

Bion, W. R. (1967): Second thoughts. Selected papers on psychoanalysis. Heinemann London.

Bion, W. R. (1990): Lernen durch Erfahrung. Suhrkamp Frankfurt.

Bloch, E. (1928[1977]): Revueform in der Philosophie. In: Gesamtausgabe Bd. 4: Erbschaft dieser Zeit, S. 368–407. Suhrkamp Frankfurt.

Boehm, G. (2015): Wie Bilder Sinn erzeugen. Berlin University Press.

Bohleber, W. (1998): Transgenerationelles Trauma, Identifizierung und Geschichtsbewusstsein. In: Rüsen, J., Straub, J. (Hrsg.): Die

dunkle Spur der Vergangenheit. Psychoanalytische Zugänge zum Geschichtsbewusstsein Bd. 2. Suhrkamp Frankfurt, S. 256–274.
Böhler, A., Herzog, C., Pechriggl, A. (Hrsg.) (2013): Korporale Performanz. Zur bedeutungsgenerierenden Dimension des Leibes. Transcript Göttingen.
Bollas, C. (1987): The Shadow of the Object. Free Associations London.
Bollas, C. (2013): China on the mind. Routledge London.
Botella, C., Botella, S. (2005): The Work of Psychic Figurability. Mental States without Representation. Brunner-Routledge Hove/New York.
Botella, C., Botella, S. (2013): Psychic figurability and unrepresented states. In: Levine, H., Reed, G., Scarfone, D. (Hrsg.): Unrepresented states and the construction of meaning. Karnac Loodon, S. 95–121.
Brecht, B. (1988): Leben des Galilei. In: Bertolt Brecht Werke. Große kommentierte Berliner und Frankfurter Ausgabe, Band 5. Suhrkamp Frankfurt.
Buchholz, M. (1998): Die unbewusste Weitergabe zwischen den Generationen. In: Rüsen, J., Straub, J. (Hrsg.): Die dunkle Spur der Vergangenheit. Psychoanalytische Zugänge zum Geschichtsbewusstsein 2, S. 330–353.
Cassirer, E. (1996[1944]): Versuch über den Menschen. Meiner Hamburg.
Celan, P. (2014): Die Gedichte. Kommentierte Gesamtausgabe, 5. Auflage. Suhrkamp Frankfurt.
Chasseguet-Smirgel, J. (1986): Kreativität und Perversion. Nexus Frankfurt.
Corradi Fiumara, G. (2007): Self formation, symbolic capacity and spontaneity. In: Ambrosio, G., Argentieri, S., Canestri, J. (Hrsg.): Language, symbolization and psychosis. Karnac London, S. 41–63.
Dalferth, I. (2013): Selbstlose Leidenschaften. Mohr Siebeck Tübingen.

Dante, A. (2012): Commedia: Kassette mit zwei Bänden: I.Commedia. In deutscher Prosa von Kurt Flasch II. Einladung, Dante zu lesen. Fischer Frankfurt.

Dörr, M. (2005): Soziale Arbeit in der Psychiatrie. Reinhardt München.

Ehlert, M., Lorke, B. (1988): Zur Psychodynamik der traumatischen Reaktion. Psyche – Z Psychoanal 42: S. 502–532.

Erikson, E. H. (1959): Identity and the Life Cycle. New York: International Universities Press. Dt: Identität und Lebenszyklus. Frankfurt: Suhrkamp 1966.

Fachinelli, E. (1981): Der stehende Pfeil. Drei Versuche, die Zeit anzuhalten. Wagenbach Berlin.

Faimberg, H. (2005): The Telescoping of Generations. Brunner Routledge London.

Ferro, A. (2006): Trauma, Reverie and The Field. Psychoanal Q 75:1045–1056.

Fingerhut, J., Hufendiek, R., Wild, M. (Hrsg.) (2013): Philosophie der Verkörperung. Suhrkamp Berlin.

Fischer, G. (1989): Dialektik der Veränderung in Psychoanalyse und Psychotherapie: Modell, Theorie und systematische Fallstudie. Asanger Heidelberg.

Fischer, G., Riedesser, P. (1998): Lehrbuch der Psychotraumatologie. UTB Stuttgart.

Fonagy, P. (2007): Psychoanalyse und Bindungstrauma unter neurobiologischen Aspekten. In: Leuzinger Bohleber, M., Roth, G., Buchheim, P. (Hrsg.): Psychoanalyse Neurobiologie Trauma. Schattauer, S. 132–148.

Fonagy, P., Allison, E. (2014): The Role of Mentalizing and Epistemic Trust in the Therapeutic Relationship. Psychotherapy 51: S. 372–380.

Fonagy, P., Luyten, P. (2011): Die entwicklungspsychologischen Wurzeln der Borderline-Persönlichkeitsstörung in Kindheit und Adoleszenz: Ein Forschungsbericht unter dem Blickwinkel der Mentalisierungstheorie. Psyche – Z Psychoanal 65: S. 900–952.

Fonagy, P., Luyten, P., Allison, B. (2015): Epistemic Petrification and the Restoration of Epistemic Trust: A. New Conceptualization of Borderline Personality Disorder and Its Psychosocial Treatment. J. Pers Disord 29 (5): S. 575–609.

Freud, S. (1895): Entwurf einer Psychologie. GW Nachtragsband (1987).

Freud, S. (1917): Trauer und Melancholie. GW X, S. 428–446.

Freud, S. (1900): Traumdeutung. GW II/III.

Freud, S. (1905): Bruchstücke einer Hysterie-Analyse. GW V, S. 161–286.

Freud, S. (1912): Zur Dynamik der Übertragung. GW VIII, S. 363–374.

Freud, S. (1912/13): Totem und Tabu. GW IX.

Freud, S. (1914): Zur Einführung des Narzißmus. GW X, S. 137–170.

Freud, S. (1915): Die Verdrängung. GW X, S. 247–261.

Freud, S. (1920): Jenseits des Lustprinzips. GW XIII, S. 3–69.

Freud, S. (1923): Das Ich und das Es. GW XIII, S. 237–289.

Freud, S. (1924): Der Realitätsverlust bei Neurose und Psychose. GW XIII, S. 361–368.

Freud, S. (1927): Fetischismus. GW XIV, 309–314.

Freud, S., Breuer, J. (1895/1970): Studien über Hysterie. In: Freud, S. (Hrsg.): Gesammelte Werke (Bd. 1, S. 75–312). Fischer Frankfurt.

Frevert, U. (2013): Vertrauensfragen: Eine Obsession der Moderne. Beck München.

Frevert, U. (Hrsg.) (2003): Vertrauen. Historische Annäherungen. Vandenhoeck & Ruprecht Göttingen.

Ginzburg, C. (1983): Spurensicherungen. DTV München.

Green, A. (1980/1983): La mère morte. In: Green, A: Narcissisme de vie, narcissisme de mort. Editions de Minuit Paris, S. 222–254.

Green, A. (1983): Narcissisme de vie, narcissisme de mort. Ed de Minuit Paris.

Green, A. (1990): La folie privée. Psychanalyse des cas limites. Gallimard Paris.

Green, A. (1993): Travail du Négatif. Ed du Minuit Paris.

Green, A. (2000): La diachronie en psychanalyse. Ed de Minuit Paris.
Green, A. (2000): Le temps éclaté. Ed de Minuit Paris.
Grubrich-Simitis, I. (1984): Vom Konkretismus zur Metaphorik. Psyche – Z Psychoanal 38: S. 1–28.
Gustafsson, L. (2001): Der Tod eines Bienenzüchters. Fischer Frankfurt.
Hansen-Löve, A., Ott, M., Schneider, L. (Hrsg.) (2014): Natalität. Geburt als Anfangsfigur in Literatur und Kunst. Fink München.
Hartmann, M. (2011): Die Praxis des Vertrauens. Suhrkamp Berlin.
Herrndorf, W. (2013): Arbeit und Struktur. Rowohlt Reinbek.
Hill, N. (2016): The Nix. Penguin Random House New York.
Hoffmann, S. O. (Hrsg.) (1983): Deutung und Beziehung. Fischer Frankfurt.
Hölderlin, F. (1953): Sämtliche Werke, Bd. 2, Gedichte nach 1800. Hrsg. von Friedrich Beißner, Cotta Stuttgart.
Hölderlin, F. (1961): Das Werden im Vergehen. Sämtliche Werke ed. Beißner Bd IV, 1961 Stuttgart, S. 294–299.
Isaacs, K., Alexander, J., Haggard, E. (1963): Faith, Trust and Gullibility. International Journal of Psycho-Analysis 44: S. 461–469.
Joas, H. (2002): Die Kreativität des Handelns. Suhrkamp Frankfurt.
Jullien, F. (2005): Schattenseiten. Vom Bösen oder Negativen. Diaphanes Zürich Berlin.
Jullien, F. (2012): Cinq concepts proposés à la psychanalyse. Gallimard Paris.
Kamper, D. (Hrsg.) (1985). Zeichen als Narben. Gedanken zur Signifikation. Frölich & Kaufmann Berlin.
Kast, V. (1989): Der Teufel mit den drei goldenen Haaren. Vom Vertrauen in das eigene Schicksal. Kreuz Zürich.
Kestenberg, J. (1989): Neue Gedanken zur Transposition. Jahrbuch der Psychoanalyse 24: S. 163–189.
Kristeva, J. (1974/1978): La Révolution du langage poétique, Éd du Seuil Paris, 1974, dt. (1978): Die Revolution der poetischen Sprache (Teilübersetzung), Suhrkamp Frankfurt.
Kristeva, J. (2007): Schwarze Sonne. Depression und Melancholie. Brandes und Apsel Frankfurt.

Küchenhoff, J. (1991): Eine Krypta im Ich. Zur Identifikation mit früh verstorbenen Angehörigen. Forum der Psychoanalyse 7: S. 31–46.

Küchenhoff, J. (1998): Trauma, Konflikt, Repräsentation. In: Schlösser, A., Höhfeld, K. (Hrsg.): Trauma und Konflikt. Psychosozial Giessen, S. 13–33.

Küchenhoff, J. (2005): Die Achtung vor dem Anderen. Velbrück Weilerswist.

Küchenhoff, J. (2012): Körper und Sprache. Theoretische und klinische Beiträge zu einem intersubjektiven Verständnis des Körpererlebens. 2. überarb. Auflage. Psychosozial Giessen.

Küchenhoff, J. (2013): Wegwerfen, Verwerfen, Ausstossen? Wie Abfall entsteht und wiederkehrt. In: Der Sinn im Nein und die Gabe des Gesprächs. Psychoanalytisches Verstehen zwischen Philosophie und Klinik. Velbrück Weilerswist, S. 311–326.

Küchenhoff, J. (2014): Das Maß der Zeit. Die Zeit als Tauschwert und Gabe. In: Janta, B., Walz-Pawlita, S., Unruh, B.(Hrsg.): Unzeitgemäßes. Psychosozial Giessen, S. 15–32.

Küchenhoff, J. (2016): Zwischenleiblichkeit und Körperbild. Das Körpererleben in der Beziehung. In: Walz-Pawlita, S., Unruh, B., Janta, B. (Hrsg.): Körper-Sprachen. Psychosozial Giessen, S. 109–124.

Küchenhoff, J., Prause, K., Schulz, G. (2017): Engagement und Respekt: psychotherapeutische Haltung und Beziehungsarbeit in der Psychotherapie mit psychotisch erlebenden Menschen. Psyche – Z Psychoanal 71: S. 60–81.

Küchenhoff, J., Warsitz, R. (2017): Labyrinthe des Ohres. Vom therapeutischen Sinn des Zuhörens bei psychotischen und anderen Erkrankungen. Psychosozial Giessen.

Kumin, I. (1996): Pre-Object Relatedness. Early attachment and the Psychoanalytic Situation. Guilford Press New York London.

Lacan, J. (1955/56; dt. 1997): Seminar III. Die Psychosen. Quadriga Weinheim Berlin.

Lacan, J. (1986[1953]): Funktion und Feld des Sprechens und der Sprache. In: Schriften 1 (S. 71–170). Suhrkamp Frankfurt.

Lacan, J. (1996): Das Seminar, Buch 11, Die vier Grundbegriffe der Psychoanalyse. Quadriga Weinheim Berlin.

Lanius, R., Vermetten, B. (Hrsg.) (2010): The Impact of Early Life Trauma on Health and Disease: The Hidden Epidemic. Cambridge University Press.

Laplanche, J. (1988): Die allgemeine Verführungstheorie. edition diskord Tübingen.

Laqueur, T. (2015): The Work of the Dead. A Cultural History of Mortal Remains. Princeton University Press New Jersey.

Laub, D., Auerhahn, N. (1993): Knowing and not knowing massive psychic trauma: forms of traumatic memory. Int J Psychoanal 73: S. 287–302.

Laub, D., Lee, S. (2002): Thanatos and massive psychic trauma: the impact of the death instinct on knowing, remembering, and forgetting. J Amer Psychoanal Assoc 51: S. 433–464.

Loch, W. (1989): Realität – Entwicklungskraft/Phantasie – Kreativität. Wege zum Menschen 41: S. 454–469.

Lorenzer, A. (1985): Der Analytiker als Detektiv, der Detektiv als Analytiker. Psyche – Z Psychoanal 39: S. 1–11.

Lorenzer, A. (2006): Szenisches Verstehen – Zur Erkenntnis des Unbewussten. Tectum Marburg.

Luhmann, N. (2000): Vertrauen: Ein Mechanismus der Reduktion sozialer Komplexität. UTB Stuttgart.

Mahler, M. (2008): Die psychische Geburt des Kindes. Fischer Frankfurt.

McDougall, J. (1988): Theater der Seele. Illusion und Wahrheit auf der Bühne der Psychoanalyse. Verlag Internationale Psychoanalyse München Wien.

Mentzos, S. (1976): Interpersonale und institutionelle Abwehr. Suhrkamp Frankfurt.

Mentzos, S. (2007): Lehrbuch der Psychodynamik. Die Funktion der Dysfunktionalität psychischer Störungen. Vandenhoeck & Ruprecht Göttingen.

Merleau-Ponty, M. (1945/1966): Phänomenologie der Wahrnehmung. De Gruyter Berlin.

Merleau-Ponty, M. (1964[1986]): Das Sichtbare und das Unsichtbare. Fink München.
Merleau-Ponty, M. (1969/1984): Die Prosa der Welt. Fink München.
Mitscherlich, A. (1969): Aggression und Anpassung. Piper München.
Muller, J. (1995): Beyond the Psychoanalytic Dyad. Developmental Semiotics in Freud, Peirce and Lacan. Routledge New York.
Nietzsche, F. (1966a): Ecce Homo. In: Werke in drei Bänden. Hanser München, S. 1063–1160.
Nietzsche, F. (1966b): Zur Genealogie der Moral. In: Werke in drei Bänden. Hanser München, Bd. II, S. 761–901.
Nietzsche, F. (1966c): Also sprach Zarathustra. In: Werke in drei Bänden, Bd. II Hanser München, S. 275–563.
Nöth, W. (2000): Handbuch der Semiotik. Metzler Stuttgart, Weimar, S. 59–70.
Nussbaum, M. (2011): Creating Capabilities. The Human Development Approach. Harvard University Press Cambridge.
Ogden, T. (1995): Frühe Formen des Erlebens. Springer Wien New York.
Parin, P. (2000): Subjekt im Widerspruch. Psychosozial Gießen.
Peirce, C. S. (1995): Religionsphilosophische Schriften. Meiner Hamburg.
Pfister-Ammende, M. (1949): Psychohygiene und Psychotherapie bei der Flüchtlingsbetreuung. Die Psychohygiene, S. 217–230.
Pothast, U. (1991): Erfordernis und Grenzen des Erfindens. Über den Umgang der Person mit dem Vergangenen. In: Zeiterfahrung und Personalität. (Hrsg.): Forum für Philosophie Bad Homburg, S. 158–180.
Raguse, H. (1994): Der Raum des Textes. Kohlhammer Stuttgart.
Rasting, M. (2008): Mimik in der Psychotherapie: Die Bedeutung der mimischen Interaktion im Erstgespräch für den Therapieerfolg. Psychosozial Gießen.
Reik, T. (1976): Hören mit dem dritten Ohr. Die innere Erfahrung eines Psychoanalytikers. Hoffmann & Campe Hamburg.
Reiner, A. (2012): Bion and Being: Passion and the Creative Mind. Karnac London.

Ricoeur, P. (1990): Soi-même comme un autre. Ed du seuil Paris.
Ricoeur, P. (1998): Das Rätsel der Vergangenheit. Wallstein Göttingen.
Ricoeur, P. (2005): Das Selbst als ein anderer. Fink München.
Rohde-Dachser, C. (Hrsg.) (2003): Unaussprechliches gestalten. Über Psychoanalyse und Kreativität. Vandenhoeck & Ruprecht Göttingen.
Rössler, B. (2017): Autonomie. Ein Versuch über das gelungene Leben. Suhrkamp Berlin.
Ruff, W. (2001): Die Entwicklung von Religiosität als schöpferischer Prozess. In: Schlösser, A., Gerlach, A. (Hrsg.): Kreativität und Scheitern. Psychosozial Gießen, S. 81–96.
Ruti, M. (2011): Winnicott with Lacan. Living creatively in a postmodern world. In: Kirshner, L. A. (Hrsg.): Between Winnicott und Lacan. Routledge New York London, S. 133–150.
Scheidt, C. E., Lucius-Hoene, G. (2018): Narrative Bewältigung von Trauma und Verlust. Schattauer Stuttgart.
Schiller, F. (1795): Über die ästhetische Erziehung des Menschen in einer Reihe von Briefen. In: ders.: Werke und Briefe in zwölf Bänden. Hrsg.: v. Otto Dann u. a. Bd. 8: Theoretische Schriften. Hrsg. v. Rolf-Peter Janz. Frankfurt a. M. (Deutscher Klassiker Verlag), 1992, S. 556–676.
Seemann-de Boor, U. (1950): Buchbesprechung zu: Loosli-Usteri, M.: Die Angst des Kindes. Eine psychologische und pädagogische Studie. Psyche – Z Psychoanal 3: S. 931–935.
Segal, H. (1957): Bemerkungen zur Symbolbildung. In: Bott-Spillius, B. (1990) (Hrsg.): Melanie Klein heute, Bd. 1, Verlag Internationale Psychoanalyse München Wien, S. 220–224.
Sonnemann, U. (1995): Müllberge des Vergessens. Metzler Stuttgart.
Spielrein, S. (2002): Sämtliche Schriften. Psychosozial Gießen.
Staemmler, F. M. (2009): Das Geheimnis des Anderen – Empathie in der Psychotherapie. Klett Cotta Stuttgart.
Steiner, J. (1993/1998): Orte des seelischen Rückzugs. Pathologische Organisationen bei psychotischen, neurotischen und Borderline-Patienten. Klett Cotta Stuttgart.

Stern, D., Sander, L., Nahum, J., Harrison, A., Lyons-Ruth, K., Morgan, A., Bruschweilerstern, N., Tronick, E. (2002): Nicht-deutende Mechanismen in der psychoanalytischen Therapie. Das «Etwas-Mehr» als Deutung. Psyche – Z Psychoanal 56: S. 974–1006.

Taylor, C. (2017): Das sprachbegabte Tier. Suhrkamp Berlin.

Thomä, H. (1984): Der «Neubeginn» Michael Balints (1932) aus heutiger Sicht. Psyche – Z Psychoanal 38: S. 516–543.

van der Kolk, B., McFarlane, A., Weisaeth, L. (Hrsg.) (1996): Traumatic Stress. The effects of overwhelming experience on mind, body, and society. Guilford New York.

Vervin, S. (2003): Extreme traumatisation: strategies for mental survival. Int Forum Psychoanal 12: S. 5–16.

Von Lersner, U., Kizilhan, J. (2017): Kultursensitive Psychotherapie. Hogrefe Göttingen.

Waldenfels, B. (2002): Bruchlinien der Erfahrung. Suhrkamp Frankfurt.

Warsitz, R. P. (2005): Vom Auseinanderspannen der Seele und der Negativität der Zeit. In: Ebert-Saleh, M.: Zeit und Raum in der Psychoanalyse, Geber & Reusch Frankfurt, S. 50–65.

Warsitz, R. P. (2006): Der Raum des Sprechens und die Zeit der Deutung im psychoanalytischen Prozess. Psyche – Z Psychoanal 60: S. 1–30.

Warsitz, R. P, Küchenhoff, J. (2015): Psychoanalyse als Erkenntnistheorie. Kohlhammer Stuttgart.

Watzlawick, P. (1983): Anleitung zum Unglücklichsein. Piper München.

Weigert, E. (1960): Einsamkeit und Vertrauen. Psyche – Z Psychoanal 14: S. 538–551.

Weiss, H., Frank, C. (Hrsg.) (2002): Pathologische Persönlichkeitsorganisationen als Abwehr psychischer Veränderung. Edition diskord Tübingen.

Werner, U. (1996): Das Grab im Text. Paul Celans Lyrik im Imaginationsraum der Geologie. In: Berg N. et al: Shoah. Formen der Erinnerung. Fink München, S. 159–182.

Winnicott, D. W. (1962): Playing and reality. Penguin London.

Winnicott, D. W. (1967): The Location of Cultural Experience. International Journal of Psycho-Analysis 48: S. 368–372.
Winnicott, D. W. (1983[1958]). Übergangsobjekte und Übergangsphänomene. In: Winnicott, D. W. (Hrsg.), Von der Kinderheilkunde zur Psychoanalyse. Fischer Frankfurt, S. 300–319.
Winnicott, D. W. (1984[1958]): Die Fähigkeit zum Alleinsein. In: Reifungsprozesse und fördernde Umwelt. Fischer Frankfurt, S. 36–46.
Winnicott, D. W. (1984[1965]): Reifungsprozesse und fördernde Umwelt. Darin: Ich-Verzerrung in Form des wahren und des falschen Selbst. Fischer Frankfurt, S. 182–199.
Wirth, U. (Hrsg.) (2002): Performanz. Zwischen Sprachphilosophie und Kulturwissenschaften. Suhrkamp Frankfurt.
Zwiebel, R. (2013): Was macht einen guten Psychoanalytiker aus? Klett Cotta Stuttgart.

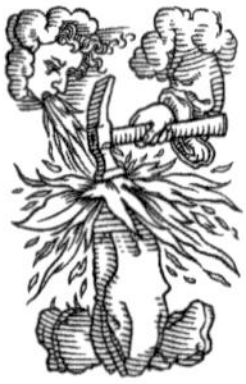

Das Signet des Schwabe Verlags ist die Druckermarke der 1488 in Basel gegründeten Offizin Petri, des Ursprungs des heutigen Verlagshauses. Das Signet verweist auf die Anfänge des Buchdrucks und stammt aus dem Umkreis von Hans Holbein. Es illustriert die Bibelstelle Jeremia 23,29: «Ist mein Wort nicht wie Feuer, spricht der Herr, und wie ein Hammer, der Felsen zerschmeisst?»